Topfit im Kopf
durch Nüsse und Kerne

Heide M. K. Geiss
Marion Zerbst

Topfit im Kopf durch Nüsse und Kerne

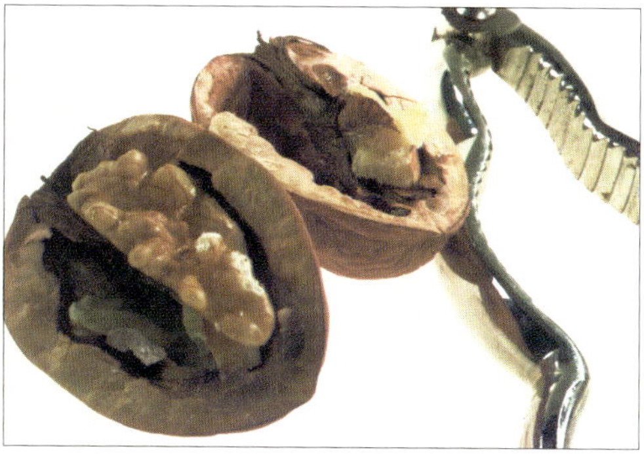

TRIAS

Die Deutsche Bibliothek – CIP-Einheitsaufnahme
Geiss, Heide Marie Karin:
Topfit im Kopf durch Nüsse und Kerne : das bringt Ihnen die knackigen Energie-Spender: schneller denken, leichter
lernen, weniger Stress, mehr Power, einfach lecker, supergesund /
Heide M. K. Geiss ; Marion Zerbst. - Stuttgart : TRIAS, 1999
ISBN 3-89373-525-9

Dieses Buch wurde in der neuen deutschen Rechtschreibung verfasst.
Gedruckt auf chlorfrei gebleichtem Papier

Leserservice

Wenn Sie Fragen oder Anregungen zu diesem Buch haben, schreiben Sie uns an:

TRIAS Verlag
Postfach 30 11 07
D-70451 Stuttgart

oder schicken Sie eine E-Mail an:

trias.lektorat
@thieme.de

Konzeption und Projektleitung: Werner Waldmann
Redaktion: Anne Greveling
Korrektur: Karl Beer, Andrew Leslie
DTP: Dr. Katrin Beyer
Fooddesign: René Schulte
Produktion: WZ Media, Stuttgart
Umschlaggestaltung: CYCLUS · Visuelle Kommunikation, Stuttgart
Druck: Westermann Druck, Zwickau
Fotos: Thul (Cover vorne, hinten), Ketchum (S. 78, 86, 93, 98), Klock (S. 28, 36, 46, 50, 53), Peter Kölln (S. 71, 81), Livio (S. 83), Sanella (S. 72/73, 97), WZ Media (32)

Rüdigerstraße 14
D-70469 Stuttgart

ISBN 3-89373-525-9

Inhalt

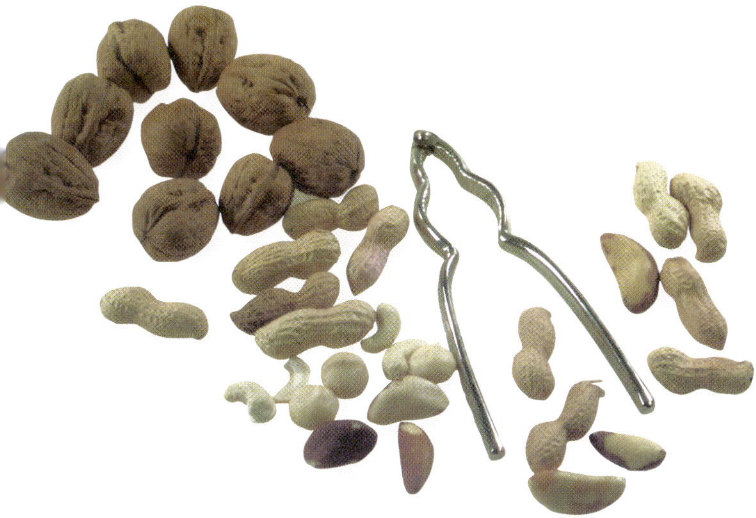

Nüsse und Kerne – Energiespender und Gehirnnahrung

Wer unter Stress leidet oder sich gerade auf eine Prüfung vorbereitet, sollte sich die leckeren kleinen Energiespender regelmäßig gönnen.

Nicht ohne Grund sind Nüsse ein unverzichtbarer Bestandteil des „Studentenfutters", das als Kraft spendende kleine Knabberei für zwischendurch sehr beliebt ist: Dank ihres hohen Gehalts an B-Vitaminen, Lezithin und wertvollen Mineralstoffen und Spurenelementen liefern Nüsse und Kerne dem Organismus jede Menge Kraft und Energie, verbessern die Leistungsfähigkeit des Gehirns und sorgen für ein gesundes, ausgeglichenes Nervenkostüm. Ihr hoher Gehalt an Vitamin E und ungesättigten Fettsäuren macht sie darüber hinaus zur idealen Herzinfarkt- und Schlaganfall-Prophylaxe: Es ist erwiesen, dass Menschen, die regelmäßig Nüsse und Kerne verzehren, einen niedrigeren Cholesterinspiegel haben und seltener an Herz-Kreislauf-Erkrankungen leiden.

In diesem Buch erfahren Sie alles über die Inhaltsstoffe und den gesundheitlichen Wert dieser köstlichen kleinen Kraftpakete. Aber leider kann man mit Nüssen und Kernen auch einiges falsch machen – nicht ganz zu Unrecht sind sie in den letzten Jahren immer wieder einmal wegen Schimmelpilzbefalls in negative Schlagzeilen geraten. Es handelt sich dabei um den gefährlichen Schimmelpilz Aspergillus flavus, der Krebs erregende Stoffwechselprodukte (Aflatoxine) ausscheidet.

Das Heimtückische daran ist, dass man den Pilzbefall nicht immer mit bloßem Auge erkennen kann. Doch durch den Einkauf von Ware guter Qualität und sachgemäße Lagerung kann man sich vor dieser Gefahr schützen. Deshalb erhalten Sie in unserem Buch auch detaillierte Einkaufstipps und Informationen zur richtigen Aufbewahrung von Nüssen und Kernen.

Die Nüsse und Kerne werden übersichtlich in alphabetischer Reihenfolge von A bis Z beschrieben. Viele leckere Rezepte – von Müslis, Gebäck und Süßspeisen bis hin zu Suppen, Salaten und schmackhaften Hauptgerichten – runden das Buch ab.

Da Nüsse und Kerne die beste Gehirnnahrung sind, möchten wir Ihnen in diesem Buch auch einen kleinen „Gehirnjogging"-Kurs präsentieren, damit Sie noch mehr für Ihre grauen Zellen tun können. Dabei werden alle Fähigkeiten trainiert, die für eine optimale Gehirnleistung wichtig sind: Kurzzeit- und Langzeitgedächtnis, Wortschatz und logisches Denken ebenso wie die häufig vernachlässigte rechte Gehirnhälfte, die für Fantasie, Kreativität und Intuition zuständig ist. Selbstverständlich erhalten Sie auch viele Anregungen, wie Sie selbstständig neue Gehirnjogging-Aufgaben erfinden und gemeinsam mit Freunden oder im Familienkreis spielerisch lösen können.

Viel Spaß beim Knacken der Nüsse – in jeder Hinsicht – wünschen Ihnen die Autorinnen.

Nüsse und Kerne verleihen vielen Hauptgerichten einen exotischen Touch. So sind z. B. Kokosmilch und Cashewnüsse aus der indischen und thailändischen Küche gar nicht wegzudenken. In diesem Buch lernen Sie u. a. einige interessante exotische Gerichte mit Nüssen und Kernen kennen.

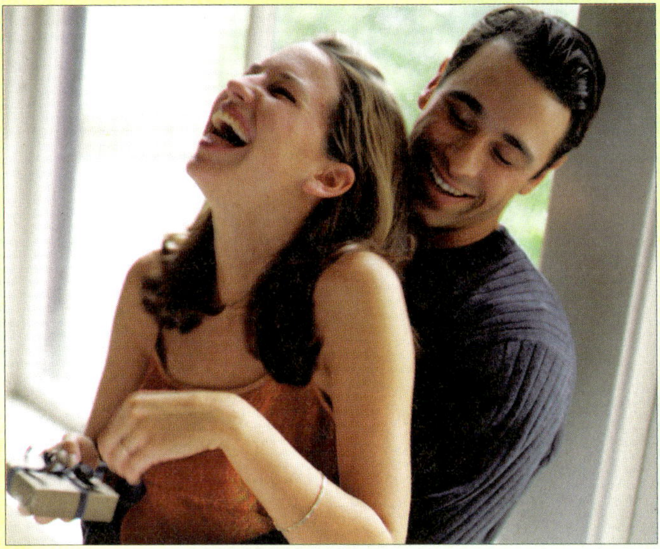

Nüsse essen macht Spaß, steigert die Lebenslust und aktiviert die grauen Zellen.

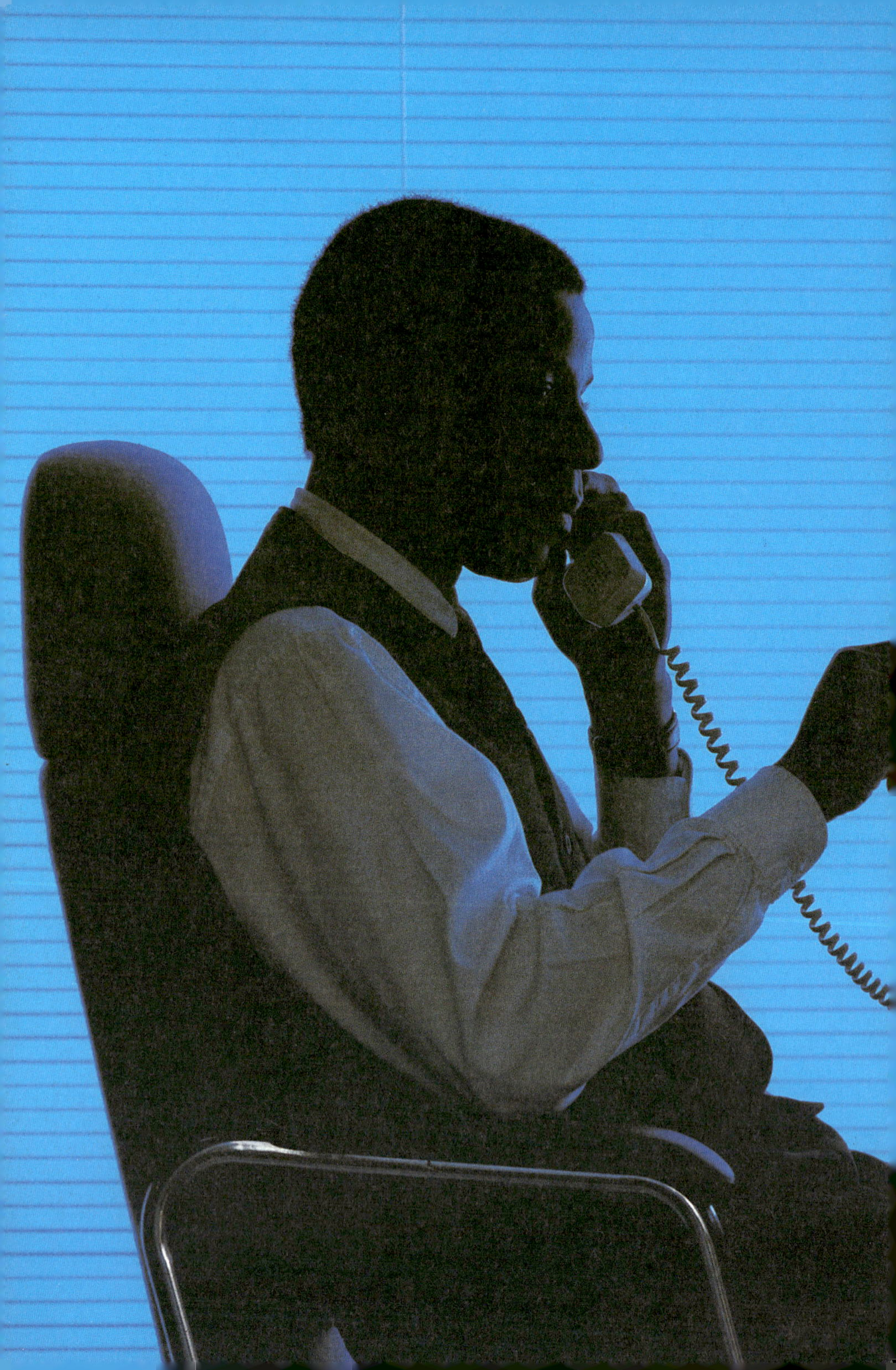

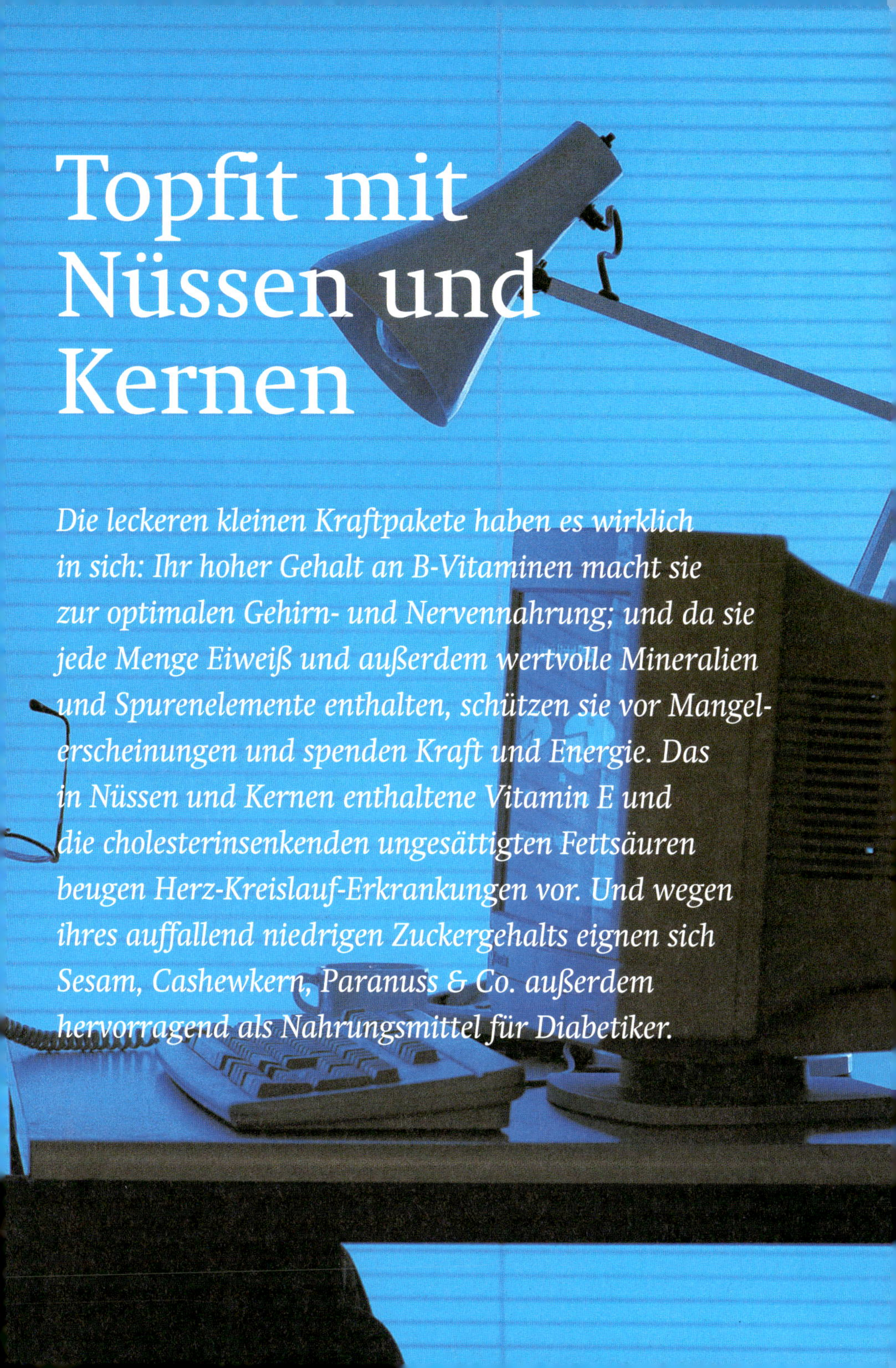

Topfit mit Nüssen und Kernen

Die leckeren kleinen Kraftpakete haben es wirklich in sich: Ihr hoher Gehalt an B-Vitaminen macht sie zur optimalen Gehirn- und Nervennahrung; und da sie jede Menge Eiweiß und außerdem wertvolle Mineralien und Spurenelemente enthalten, schützen sie vor Mangelerscheinungen und spenden Kraft und Energie. Das in Nüssen und Kernen enthaltene Vitamin E und die cholesterinsenkenden ungesättigten Fettsäuren beugen Herz-Kreislauf-Erkrankungen vor. Und wegen ihres auffallend niedrigen Zuckergehalts eignen sich Sesam, Cashewkern, Paranuss & Co. außerdem hervorragend als Nahrungsmittel für Diabetiker.

In diesem Kapitel lernen Sie die in Nüssen enthaltenen wichtigsten Inhaltsstoffe wie Vitamine, Mineralien, Spurenelemente, Kohlenhydrate, Fette und Eiweiße kennen und erfahren alles Wichtige über deren Wirkungsweise auf unseren Organismus.

Die wichtigsten Vitamine in Nüssen und Kernen

Vitamine (abgeleitet vom lateinischen Wort *vita* = Leben) sind lebenswichtige Substanzen, die unser Körper für bestimmte Funktionen und Abläufe benötigt. Sie können im menschlichen Organismus nicht oder nur zum Teil hergestellt werden und müssen daher mit der Nahrung zugeführt werden. Vitamine sind unter anderem für das Zellwachstum, die Produktion von Blutkörperchen, die Immunabwehr und ein ausgeglichenes Nervenkostüm verantwortlich.

B-Vitamine – Kraftnahrung für die Nerven

Die Vitamine der B-Gruppe haben sehr vielfältige Aufgabengebiete zu bewältigen.

Vitamin B_1, auch **Thiamin** genannt, ist wesentlich am Kohlenhydrat- und Energiestoffwechsel beteiligt. Außerdem spielt es eine wesentliche Rolle für das Nervensystem, zum Beispiel bei der Erregungsübertragung von den Nerven auf die Muskeln. Müdigkeit, Appetitlosigkeit, verminderte geistige Leistungsfähigkeit, Konzentrationsschwäche und depressive Verstimmungen können ein Hinweis auf einen Thiaminmangel sein. Schwangere und ältere Menschen haben einen erhöhten Thiaminbedarf.

Die heute bekannten 13 Vitamine werden in fettlösliche (Vitamin A, D, E und K) und wasserlösliche (die Vitamine der B-Gruppe und Vitamin C) unterteilt.

Vitamin B_1 ist reichlich vor allem in Cashewkernen, Erdnüssen, Paranüssen, Macadamianüssen, Mohnsamen, Pinienkernen, Pistazien, Sesamsamen und Sonnenblumenkernen enthalten.

Vitamin B_2, auch unter dem Namen **Riboflavin** bekannt, spielt ebenfalls eine wichtige Rolle für unseren Energiestoffwechsel. Außerdem schützt es die Ummantelung der Nervenbahnen und ist für die Produktion von Stresshormonen zuständig. Vor allem Menschen, die unter Dauerstress stehen, brauchen also viel Vitamin B_2 – sonst drohen Erschöpfung, Reizbarkeit, Konzentrationsstörungen und Leistungsschwäche. Eingerissene Mundwinkel und trockene, schuppige Haut können ein Anzeichen für Vitamin-B_2-Mangel sein.

Da die Halbwertszeit des Thiamins in unserem Körper nur etwa zwei Wochen beträgt, ist es wichtig, dass wir uns dieses Vitamin täglich mit der Nahrung zuführen. Der Tagesbedarf für Erwachsene liegt bei 1,2 mg pro Tag.

Zu den wichtigsten Vitamin-B_2-Lieferanten unter den Nüssen und Kernen gehören Mandeln und Koskosnussraspeln.

Niacin (Vitamin B_3) wird vom Körper für den Kohlenhydrat-, Eiweiß- und Fettstoffwechsel benötigt und ist mit für ein gutes Nervenkostüm zuständig. Ein Mangel an diesem Vitamin kann depressive Verstimmungen, Dauermüdigkeit und/oder Kopfschmerzen hervorrufen. Nüsse sind sehr gute Niacinlieferanten. Den Rekord halten in dieser Hinsicht Erdnüsse (frische ebenso wie geröstete); aber auch Mandeln, Pinienkerne, Sesamsamen und Sonnenblumenkerne enthalten ziemlich viel von dem Vitamin.

Licht, Luft und Wasser vermindern oder zerstören den Vitamingehalt eines Lebensmittels. Daher sollte man Nüsse an einem dunklen, kühlen Ort lagern. Das gilt besonders für bereits geschälte oder klein gehackte Nüsse, vor allem wenn sie in einer schon angebrochenen Packung aufbewahrt werden.

Vitamin B_6 (Pyridoxin) spielt eine wichtige Rolle für den Eiweiß- und Fettstoffwechsel, beeinflusst verschiedene Funktionen des Nervensystems, stärkt die körpereigenen Abwehrkräfte und ist außerdem an der Bildung des roten Blutfarbstoffs Hämoglobin beteiligt. Vor allem für Schwangere und Kinder ist das Vitamin wichtig, denn es

Achtung Sportler: Vitamin B_6 fördert den Eiweißaufbau in den Muskeln. Menschen, die körperlich aktiv sind und daher mehr Eiweiß verbrauchen, haben einen erhöhten Pyridoxinbedarf.

steuert die Zellteilung und ist daher für die normale Entwicklung des Kindes im Mutterleib und später für ein gesundes Wachstum unerlässlich.

Wer über einen längeren Zeitraum bestimmte Medikamente (z. B. Antibiotika, Antidepressiva oder die Antibabypille) eingenommen hat, läuft Gefahr, einen Vitamin-B_6-Mangel zu haben, ebenso Menschen mit chronischen Darmentzündungen oder mit einem zu hohen Nikotin- oder Alkoholkonsum. Gestörte oder geschädigte Nervenbahnen, dauerhafte Müdigkeit und Appetitlosigkeit können die Folge eines solchen Mangels sein. Mit Nüssen und Kernen kann man vorbeugen, denn sie enthalten ziemlich viel Pyridoxin. Am meisten von dem Vitamin steckt in ungeschälten Leinsamen, Walnüssen, Sesamsamen und Sonnenblumenkernen; aber auch Erdnüsse, Cashewkerne, Esskastanie, Haselnüsse sind ziemlich reich an Pyridoxin.

Die wasserlösliche, sehr licht- und hitzeempfindliche **Folsäure** kommt besonders reichlich in grünem Blattgemüse vor. Das Vitamin wurde 1930 im Spinatblatt (lateinisch *folium* = Blatt) entdeckt. Folsäure ist wichtig für die Zellteilung und eine normale Nerventätigkeit, wirkt beim Aufbau der roten Blutkörperchen mit und spielt auch für unseren Stoffwechsel eine entscheidende Rolle. Sie wird unter anderem in der Gynäkologie eingesetzt und Frauen mit Fruchtbarkeitsstörungen, Schwangeren und Frauen, die die Pille nehmen, verabreicht. Auch zur Vorbeugung von Unterleibskrebs trägt Folsäure bei.

Für Schwangere ist Folsäure besonders wichtig. Ein Mangel kann Wachstumsstörungen des Kindes im Mutterleib zur Folge haben.

Ein Mangel an diesem Vitamin kann häufiger auftreten, als man denkt, vor allem wenn sich der Körper in Ausnahmesituationen befindet, wie das zum Beispiel bei Wachstumsschüben, während einer Schwangerschaft, zu Beginn der Wechseljahre oder in der Rekonvaleszenz der

Fall sein kann. Besonders in solchen Zeiten ist es wichtig, auf eine regelmäßige Zufuhr von Folsäure zu achten, um z. B. Störungen im Zellstoffwechsel, Blutarmut, Magen-Darm-Beschwerden, Konzentrationsschwierigkeiten und ein Nachlassen der geistigen Fähigkeiten zu verhindern.

Folsäure ist in grünem Blattgemüse und Salat reichlich enthalten, wird aber aufgrund seiner hohen Licht- und Hitzeempfindlichkeit in diesen Nahrungsmitteln leicht zerstört: Schon wenn man Salat oder Gemüse nur ein paar Tage lang bei Zimmertemperatur lagert, reduziert sich der Folsäuregehalt sehr stark; und wenn man Gemüse in Wasser gart oder erhitzt, ist von dem Vitamin praktisch nichts mehr übrig. Deshalb sind Folsäure-Mangelerscheinungen bei uns gar nicht so selten.

Nüsse und Kerne können einem Mangel vorbeugen; denn sie sind allesamt sehr reich an Folsäure, und wenn man sie richtig lagert und vor dem Verzehr nicht erhitzt, bleibt das Vitamin in ihnen auch gut erhalten. Die besten Folsäurelieferanten sind Erdnüsse, Sonnenblumenkerne, Mohn- und Sesamsamen.

Normalerweise beträgt unser Tagesbedarf an Folsäure etwa 300 µg pro Tag. Bei schwangeren und stillenden Frauen und bei Kindern in verstärkten Wachstumsphasen ist der Bedarf erhöht. Schwangere sollten täglich 600 µg von dem Vitamin zu sich nehmen!

Pantothensäure bildet die Ausgangssubstanz für das Koenzym A, das für den Stoffwechsel eine wichtige Rolle spielt. Ferner hilft das wasserlösliche Vitamin dem Organismus bei seiner täglichen Entgiftungsarbeit, ist für gesunden Haarwuchs zuständig und unterstützt die Haut bei ihrer täglichen Regeneration. Besonders viel von diesem B-Vitamin ist in Erdnüssen, Mohnsamen und Sonnenblumenkernen enthalten.

Biotin ist – wie die meisten B-Vitamine – an vielen wichtigen Stoffwechselvorgängen beteiligt. Außerdem ist es wichtig für kräftiges Haar und eine gesunde Haut; deshalb wird es auch als „Vitamin H“ bezeichnet. Haut- und Haarprobleme (bis hin zum Haarausfall) oder brüchige

Fingernägel sind häufig ein Anzeichen für Biotinmangel. Natürliche Lieferanten dieses wichtigen Vitamins sind unter anderem Erd- und Haselnüsse, Cashewkerne und Walnüsse.

Vitamin E – schützt vor Zellschäden

Das fettlösliche **Vitamin E** schützt die Zellen vor den Angriffen freier Radikale – aggressiver Sauerstoffverbindungen, die zumeist als Zwischenprodukte chemischer Reaktionen in unserem Körper auftreten, aber auch durch schädliche Umwelteinflüsse (Alkohol, Nikotin, Umweltgifte, UV-Strahlen der Sonne) entstehen können. Sie können unseren Zellmembranen und auch den Zellkernen, die das Erbgut enthalten, irreparablen Schaden zufügen. Schwere Erkrankungen – z. B. Krebs, Herz-Kreislauf-Erkrankungen, Alzheimer und Arthritis – können die Folge sein. Außerdem sind die zerstörerischen Einwirkungen freier Radikale für vorzeitiges Altern und ein geschwächtes Immunsystem verantwortlich.

Vitamine, die freie Radikale unschädlich machen und unsere Zellen so vor Schäden schützen, bezeichnet man als Antioxidanzien oder „Radikalfänger". Außer Vitamin E gehören dazu auch noch Vitamin C und Betakarotin (Provitamin A).

Vitamin E macht diese freien Radikale unschädlich und schützt so vor Krebs, Herzinfarkt und Schlaganfall. Nüsse und Kerne sind besonders reich an diesem lebenswichtigen Vitamin. Die besten Vitamin-E-Spender sind Mandeln, Haselnüsse, Sonnenblumenkerne und Leinsamen.

Viele lebenswichtige Mineralstoffe und Spurenelemente

Auch Mineralstoffe und Spurenelemente sind für unseren Körper absolut notwendig und er ist auf ihre Zufuhr angewiesen, da er sie nicht selbst herstellen kann.

Von Mineralstoffen spricht man, wenn der durchschnittliche Gehalt bei mehr als 50 Milligramm pro Kilogramm Körpertrockengewicht liegt, wie das z. B. bei Magnesium, Phosphor, Kalzium und Kalium der Fall ist. Als Spurenelemente bezeichnet man die anorganischen Stoffe, die – wie der Name schon verrät – nur in Spuren vorkommen; dazu zählen unter anderem Selen, Kupfer, Jod oder Silizium. Obwohl der Körper nur winzige Mengen dieser Substanzen benötigt, macht sich ein Fehlen derselben negativ bemerkbar.

Anhand einer Urin-, Blut- oder Haaranalyse kann der Fachmann (z. B. ein Arzt oder Heilpraktiker) einen Mangel an Mineralstoffen und Spurenelementen diagnostizieren.

Auf den folgenden Seiten erfahren Sie Wissenswertes über die Mineralstoffe und Spurenelemente, die reichlich in Nüssen und Kernen enthalten sind und zu ihrem hohen gesundheitlichen Wert beitragen.

Kalzium – unentbehrlicher Bauherr der Knochen und Zähne

In unserem Körper befindet sich circa ein Kilogramm Kalzium. Davon sind 99 Prozent für den Aufbau, die Festigkeit und Härte der Knochen und Zähne verantwortlich. Der Rest verteilt sich auf das Blut und die Körperzellen. Kalzium wirkt an der Weiterleitung von Nervenimpulsen mit, aktiviert diverse Enzyme und unterstützt die Muskeltätigkeit. Zudem sorgt dieser Mineralstoff dafür, dass Eisen vom Organismus besser verwertet wird.

99 % des Kalziums in unserem Körper befinden sich in den Knochen und Zähnen.

Bei länger andauerndem Kalziummangel reagiert der Körper mit Knochendeformationen und Wachstumsstörungen (bei Kindern). Auch die typischen Altersbeschwerden Osteoporose und Altersdepressionen haben oft ihre Wurzeln in einem Kalziummangel. Brüchige Nägel mit Querrillen, sporadisch oder regelmäßig auftretende Wadenkrämpfe, besonders während der Nacht,

In Mohn, Sesam, Mandeln und Haselnüssen ist besonders viel Kalzium enthalten.

unwillkürliches Zucken der Augen oder Mundwinkel und erhöhter Haarausfall können Anzeichen für einen Kalziummangel sein.

Der regelmäßige Genuss von Mandeln, Haselnüssen, Mohn- und Sesamsamen hilft, einem Kalziummangel vorzubeugen.

Magnesium beruhigt die Nerven

Unser täglicher Bedarf an Magnesium liegt bei 300–350 mg. Eine ausreichende Magnesiumzufuhr ist wichtig zur Vorbeugung von Herzinfarkt und Schlaganfall.

Der Mineralstoff Magnesium wird in den Knochen gespeichert und je nach Bedarf wieder freigesetzt. Sein Arbeitsgebiet ist sehr vielseitig und reicht von der Aktivierung von mehr als 300 Enzymen über den Aufbau von Knochen und Zähnen sowie die Mitregulierung des Eiweißstoffwechsels bis hin zur Herzinfarktvorbeugung. Magnesium wird auch gerne als „Anti-Stress-Mineral" bezeichnet, da es beruhigend wirkt und gegen nervöse Störungen und Muskelkrämpfe hilft. Starke Nervosität, Wadenkrämpfe und Herzjagen können Zeichen eines Magnesiummangels sein.

Fast alle Nüsse und Kerne liefern unserem Organismus viel von diesem lebenswichtigen Mineralstoff.

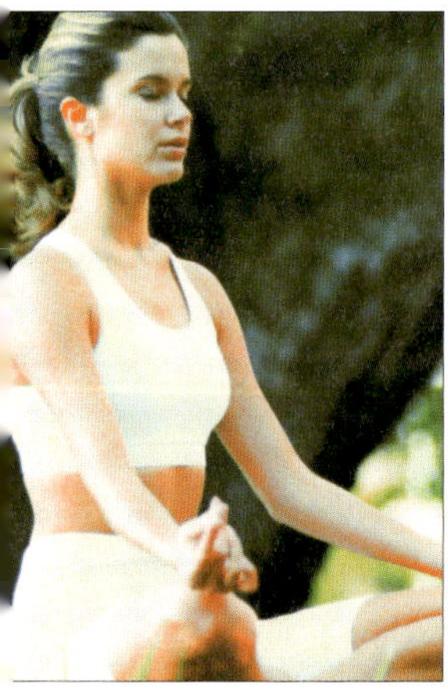

Die meisten Nüsse und Kerne liefern dem Körper Magnesium und beruhigen damit die Nerven.

Kalium – damit das Herz schlagen kann

Kalium, der Gegenspieler von Natrium, ist zuständig für die Herz-, Muskel- und Nerventätigkeit. Für die Erregbarkeit von Muskeln und Nerven benötigt der Körper Kalium. Der Mineralstoff reguliert Herzrhythmus und Blutdruck und aktiviert außerdem viele Enzyme. Ferner ist er an der Regulierung des Säure-Basen-Haushalts sowie an der Eiweißsynthese beteiligt. Kaliummangel, der besonders bei längerer Einnahme von Abführmitteln oder im Rahmen einer extremen Abmagerungskur auftreten kann, äußert sich unter anderem in Appetitlosigkeit, Herzrhythmusstörungen, starker Nervosität, permanenter Müdigkeit und Muskelschwäche.

Um einem Kaliummangel vorzubeugen, sollte man regelmäßig Nüsse und Kerne verzehren. Besonders kaliumreich sind Pistazien, gefolgt von Mandeln, Sonnenblumenkernen, Esskastanien und Erdnüssen.

Phosphor – hilft bei der Energiegewinnung

Phosphor – zusammen mit Kalzium ein wichtiger Baustoff für unsere Knochen und Zähne – ist an der Energiegewinnung aus Kohlenhydraten, Fett und Proteinen beteiligt. Das wohl bekannteste Phosphatid ist das Lezithin, das in allen Zellen des Körpers enthalten ist und unter anderem am Aufbau der Zellmembranen, am Kohlenhydrat-, Fett- und Nervenstoffwechsel mitwirkt. Studien haben ergeben, dass das vor allem in Walnüssen enthaltene Lezithin die Denk- und Merkfähigkeit erheblich verbessert.

Ein Phosphormangel kann Wachstumsstörungen, Knochendeformationen und Nierenbeschwerden verursachen. Die folgenden Nüsse und Kerne sind als Phosphorlieferanten besonders zu empfehlen: Pinien-, Kürbis- und Sonnenblumenkerne, Lein-, Mohn- und Sesamsamen, Mandeln, Paranüsse, Pistazien und Walnüsse.

Wir sollten täglich 800 mg Phosphor mit der Nahrung aufnehmen. Schwangere, Stillende, Sportler und Menschen, die körperlich schwer arbeiten, haben einen erhöhten Bedarf.

Eisen – für den Sauerstofftransport unentbehrlich

Eisen ist für unseren Körper ein sehr wichtiges Spurenelement, denn es ist Bestandteil des roten Blutfarbstoffes Hämoglobin. Die Haupttätigkeit dieses Hämoglo-

Typische Kennzeichen eines Eisenmangels sind u. a. brüchige Fingernägel und sprödes Haar, Ein- und Durchschlafstörungen, Nervosität, Müdigkeit, Kopfschmerzen, eingerissene Mundwinkel und eine blasse Gesichtsfarbe.

bins besteht darin, ständig Sauerstoff aus den Lungen über die Blutgefäße in alle Organe, vor allem aber in die Muskeln und ins Gehirn, zu transportieren. Ferner ist dieses Spurenelement Bestandteil vieler Enzyme und an zahlreichen Stoffwechsel- und Immunfunktionen beteiligt. Eisenmangel ist sehr weit verbreitet, besonders Frauen (Blutverlust durch die Monatsblutung) leiden häufig darunter.

Die folgenden Nüsse und Kerne weisen einen beachtlichen Anteil an dem Spurenelement Eisen auf und sollten daher in der gesunden Küche nicht fehlen: Kürbiskerne, Leinsamen, Mohn, Pistazien, Sesamsamen, Pinien- und Sonnenblumenkerne.

Selen – toxischen Stoffen auf der Spur

Das Spurenelement Selen besitzt ähnlich wie die Vitamine C, E und Betakarotin die Fähigkeit, freie Radikale unschädlich zu machen, und kann außerdem die Wirkung von toxischen Stoffen (z. B. Blei oder Arsen) mildern.

Einige neuere Forschungen haben ergeben, dass Selen in der Krebsvorsorge (besonders bei Brust-, Darm- und Prostatakrebs) eine entscheidende Rolle spielt. Dieses Spurenelement stärkt ferner die körpereigene Abwehr, indem es die weißen Blutkörperchen (Lymphozyten) aktiviert. In Zusammenarbeit mit etlichen Enzymen ist Selen außerdem an diversen Zell-, Leber- und Muskelfunktionen beteiligt und hilft bei der Vorbeugung von Herzinfarkt.

Als gute Selenlieferanten sind unter anderem Mandeln, Erdnüsse, Haselnüsse, Kokosnüsse, Paranüsse und Pistazien zu empfehlen.

Zink – für ein gesundes Sexualleben und ein bärenstarkes Immunsystem

Zink gehört ebenso wie Eisen, Jod und Kalzium zu den Stoffen, die wir mit unserer täglichen Nahrung nicht immer in ausreichendem Maß aufnehmen. Das Spurenelement aktiviert zahlreiche Enzyme und ist am Eiweiß- und Kohlenhydratstoffwechsel beteiligt. Außerdem beschleunigt es die Wundheilung, unterstützt das Immunsystem und beeinflusst den Sexualhormonhaushalt. Ein Mangel kann sich in äußerst vielfältigen Symptomen und Beschwerden äußern – von verminderter Wundheilung und Abwehrschwäche bis hin zu Potenz-, Geruchs- und Geschmacksstörungen.

Für Schwangere und Diabetiker ist eine reichliche Zinkzufuhr besonders wichtig; denn Studien haben gezeigt, dass Diabetiker mehr Zink mit dem Urin ausscheiden und oft auch einen zu niedrigen Zinkblutspiegel haben. Zinkmangel während der Schwangerschaft kann zu Missbildungen beim ungeborenen Kind führen.

Besonders viel Zink ist in Kürbiskernen, Pekannüssen, Sonnenblumenkernen, Mohn- und Sesamsamen enthalten.

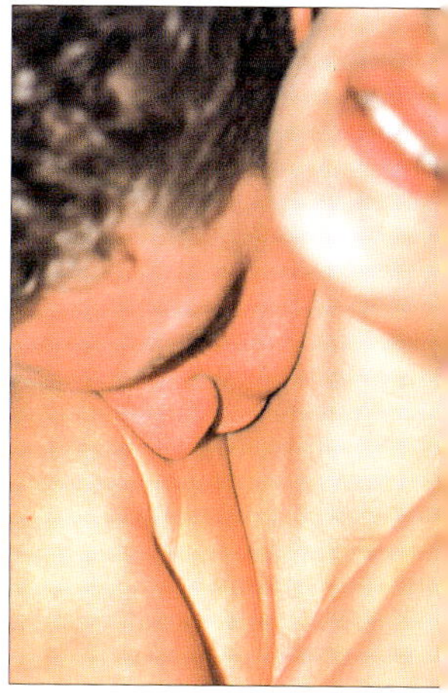

Der Verzehr von Nüssen und Kernen wirkt sich positiv auf unser Sexualleben aus.

Unser Tagesbedarf an Zink liegt bei 15 mg. Schwangere sollten täglich 25 mg Zink aufnehmen. Untersuchungen haben gezeigt, dass an die 90 % aller schwangeren Frauen an Zink- und Magnesiummangel leiden! Für sie ist der regelmäßige Genuss von Nüssen und Kernen daher besonders wichtig.

Kupfer – für Zellwachstum und Blutbildung unerlässlich

Das Spurenelement Kupfer ist entscheidend an der Bildung der roten Blutkörperchen beteiligt: Es fördert die Resorption und Verwertung von Eisen. Daher kann ein Kupfermangel ebenso zu Blutarmut führen wie Eisenmangel. Außerdem ist Kupfer wichtig für Zellwachstum, Eiweißstoffwechsel und ein gesundes Nervenkostüm.

Auch für unsere körpereigene Abwehr spielt Kupfer eine wichtige Rolle.

Viel Kupfer ist vor allem in Cashew-, Hasel-, Para- und Pekannüssen, in Kürbis-, Sonnenblumen- und Pinienkernen sowie auch in Pistazien, Mohn- und Sesamsamen enthalten.

Nüsse und Kerne – reich an gesunden ungesättigten Fettsäuren

Nüsse und Kerne haben einen sehr hohen Fettgehalt. Fett liefert unserem Körper Energie und dient als Bausubstanz für Körperzellen; außerdem wird es für die Verwertung bestimmter lebenswichtiger Vitamine (A, D und E) benötigt. Das Fett von Nüssen und Kernen besteht größtenteils aus den gesunden ungesättigten Fettsäuren und schützt damit vor Herz-Kreislauf-Erkrankungen.

Bei den Fettsäuren unterscheidet man nämlich drei verschiedene Gruppen: gesättigte, einfach ungesättigte und mehrfach ungesättigte. **Gesättigte Fettsäuren** sind vor allem in tierischen Fetten (beispielsweise Fleisch, Wurst und Milchprodukten) enthalten. In zu hohen Mengen aufgenommen, erhöhen sie den Cholesterinspiegel – vor allem den Anteil des gefährlichen LDL-Cholesterins – und damit das Risiko, einen Herzinfarkt oder Schlaganfall zu erleiden.

Zu den **mehrfach ungesättigten Fettsäuren** gehören viele so genannte „essenzielle" Fettsäuren, die unser Körper dringend braucht, aber leider nicht selbst bilden kann, beispielsweise die Linolsäure. Das heißt, wir sind auf eine Zufuhr durch die Nahrung angewiesen. Nüsse und Kerne sind sehr reich an essenziellen Fettsäuren, wobei Sonnenblumenkerne, Haselnüsse, Mandeln, Macadamianüsse, Para-, Pekan- und Walnüsse in dieser Hinsicht besonders zu empfehlen sind.

Die ideale Vorbeugung gegen Herz-Kreislauf-Erkrankungen

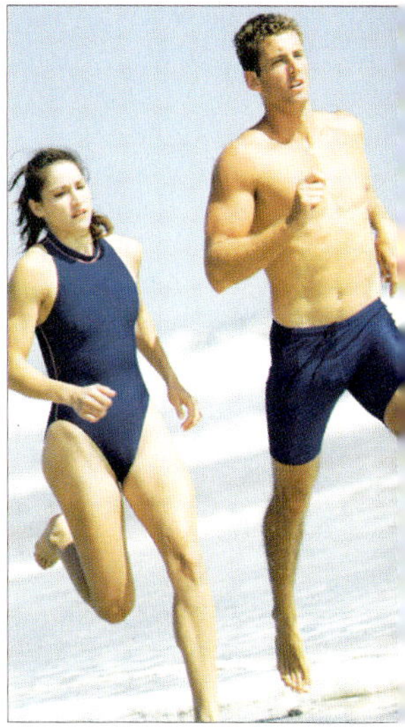

Nüsse und Kerne schützen gleich auf dreifache Weise vor Herz-Kreislauf-Erkrankungen: durch ihren hohen Gehalt an Vitamin E und Kalium und ihren hohen Anteil an ungesättigten Fettsäuren.

Mehrfach ungesättigte Fettsäuren senken den Cholesterinspiegel und beugen auf diese Weise Herzinfarkt und Schlaganfall vor. Einen ähnlich positiven Effekt auf die Cholesterinwerte haben die **einfach ungesättigten Fettsäuren.** Sie gehen in ihrer gesundheitsfördernden Wirkung sogar noch einen Schritt weiter: Denn sie senken nur den Anteil des schädlichen LDL-Cholesterins, das das Arteriosklerose-Risiko erhöht, reduzieren aber nicht das „gute" HDL-Cholesterin. Deshalb ist es wichtig, mit der Nahrung nicht nur mehrfach ungesättigte, sondern auch viele einfach ungesättigte Fettsäuren aufzunehmen. Nüsse und Kerne enthalten beides – mehrfach ebenso wie einfach ungesättigte Fettsäuren – und sind damit die optimale Prophylaxe gegen Herzinfarkt und Schlaganfall. Es ist durch medizinische Studien erwiesen, dass die Herzinfarktrate bei Menschen, die regelmäßig Nüsse essen, viel niedriger ist.

In der gesunden Ernährung sollten gesättigte Fettsäuren nur etwa 7–10 % der gesamten Kalorienzufuhr ausmachen, mehrfach ungesättigte Fettsäuren 7–8 % und einfach ungesättigte Fettsäuren 10–15 %. Bei vielen Menschen in den westlichen Industrienationen ist der Anteil an gesättigten Fettsäuren – also an jenen Fetten, die hauptsächlich aus tierischen Nahrungsmitteln stammen – leider immer noch viel zu hoch. Mit Nüssen und Kernen fällt es leicht, sich auf eine gesündere Ernährung umzustellen: Denn sie sättigen sehr nachhaltig und wenn man sie Hauptgerichten, Suppen und Salaten beigibt, kann man den Fleisch- bzw. Wurstanteil problemlos reduzieren.

Wie alle pflanzlichen Nahrungsmittel enthalten Nüsse und Kerne keinerlei Cholesterin.

Vorsicht – Kalorienbomben!

Nüsse sind wegen ihrer wertvollen Fette und ihres hohen Gehalts an Eiweiß und wichtigen Vitaminen und Mineralstoffen ein sehr gesundes Nahrungsmittel – um die Kalorienzufuhr gering zu halten, sollte man sie jedoch in Maßen und nicht in Massen genießen.

Eiweiß, auch Protein genannt, ist für unseren Körper lebensnotwendig. Es ist Grundbaustein aller Gewebe und Organe und gleichzeitig Energiespender für den Organismus. Damit der Körper die Proteine nutzen kann, zerlegt er die Makromoleküle erst einmal in kleine Teile, die so genannten Aminosäuren, die dann zu neuen, körpereigenen Proteinen zusammengesetzt werden.

Nüsse und Kerne enthalten sehr viel Eiweiß. Wegen ihres hohen Energiegehaltes sind sie allerdings für Menschen mit Gewichtsproblemen nur bedingt geeignet. Wer zu viele Pfunde auf die Waage bringt, sollte die leckeren kleinen Energiespender daher nur in Maßen verzehren – oder sie, wie oben bereits angedeutet, ganz bewusst so in seinen Speiseplan integrieren, dass sie an die Stelle anderer (weniger gesunder) kalorienreicher Nahrungsmittel treten.

Bei Nussallergien hilft nur Verzicht

Leider können durch den Verzehr von Nüssen und Kernen bei manchen Menschen Allergien ausgelöst werden. Das in ihnen enthaltene Eiweiß wird dann vom Körper als „Feind" eingestuft und unter Ausschüttung von Histamin bekämpft. Dadurch entstehen die typischen Allergiesymptome wie Brennen im Mund- und Rachenraum, Ausschlag mit kleinen Bläschen und in schlimmen Fällen sogar Asthmaattacken und Atemnot. Den Betroffenen bleibt nichts anderes übrig, als Nüsse und Kerne zu meiden und auch auf die in anderen Nahrungsmitteln (beispielsweise Brot und Gebäck) oft versteckten Nüsse und Kerne zu achten.

Einkaufs- und Küchentipps

Neben den Einkaufs- und Lagerungstipps, die Sie bei den Beschreibungen der einzelnen Nusssorten finden, möchten wir Ihnen an dieser Stelle ein paar allgemeine Ratschläge geben, die Sie beachten sollten, um keine bösen Überraschungen zu erleben:

- *Ansprechendes Aussehen* Nüsse und Kerne müssen ansprechend aussehen, egal ob mit oder ohne Schale. Winzige Löcher in der Nussschale oder beschädigte Schalen deuten auf keine gute Qualität hin.
- *Chemische Behandlung* Vor dem Kauf sollte die Verpackung nach Hinweisen auf chemische Behandlung überprüft werden.
- *Gewicht* Schlechte bzw. alte Nüsse wiegen weniger als frische, egal ob mit oder ohne Schale. Vielleicht können Sie die Tüte abwiegen und/oder mit anderen Tüten vergleichen.
- *Schimmelpilze* Nüsse mit sichtbarem Schimmelpilzbefall gehören in den Abfall – weiche Nüsse oder ranzig schmeckende Exemplare ebenfalls!
- *Verfallsdatum* Besser keine Packungen mit abgelaufenem Verfallsdatum kaufen, da die Gefahr besteht, Nüsse mit nicht oder kaum sichtbaren Schimmelpilzen zu erwerben!
- *Unbekannte Herkunft* Vor dem Kauf von Nüssen und Kernen unbekannter Herkunft ist zu warnen, da man nicht sichergehen kann, einwandfreie und streng kontrollierte Qualität zu erhalten.
- *Haltbarkeit* Damit Nüsse und Kerne länger frisch bleiben und nicht so schnell ranzig werden, sollten Sie angebrochene Packungen stets in einem luftdicht verschließbaren, dunklen Glas an einem dunklen Ort (z. B. im Kühlschrank) aufbewahren. Ein Glas empfiehlt sich

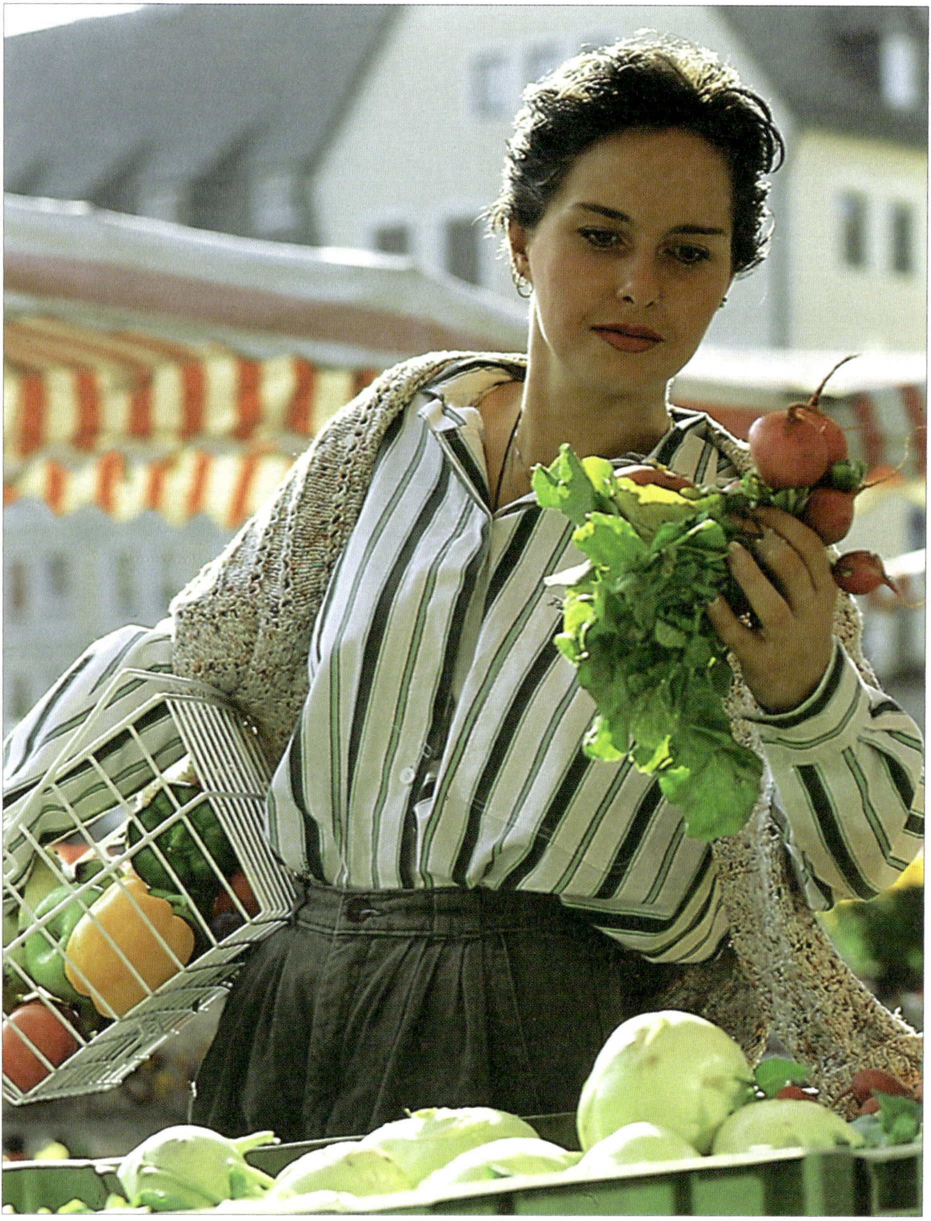

deshalb, weil Nüsse gern die Gerüche ihrer Umgebung annehmen.

- Wer länger aufbewahrten Nüssen wieder einen „Frische-Kick“ verabreichen möchte, sollte sie vor dem Verzehr über Nacht in frische Milch legen. *Frische-Kick*
- Nüsse und Kerne mit Schale können länger aufbewahrt werden als solche ohne. *Schale*
- Bei Nüssen und Kernen, die weiterverarbeitet wurden, sollten Sie das Etikett genau studieren, um festzustellen, ob chemische Zusätze verwendet wurden. Trotz des etwas höheren Preises sollte man hier Produkten aus kontrolliert biologischem Anbau den Vorzug geben. *Etikett*
- Nüsse mit harter Schale lassen sich leichter knacken, wenn man sie kurz in die Tiefkühltruhe legt. *Tiefkühltruhe*

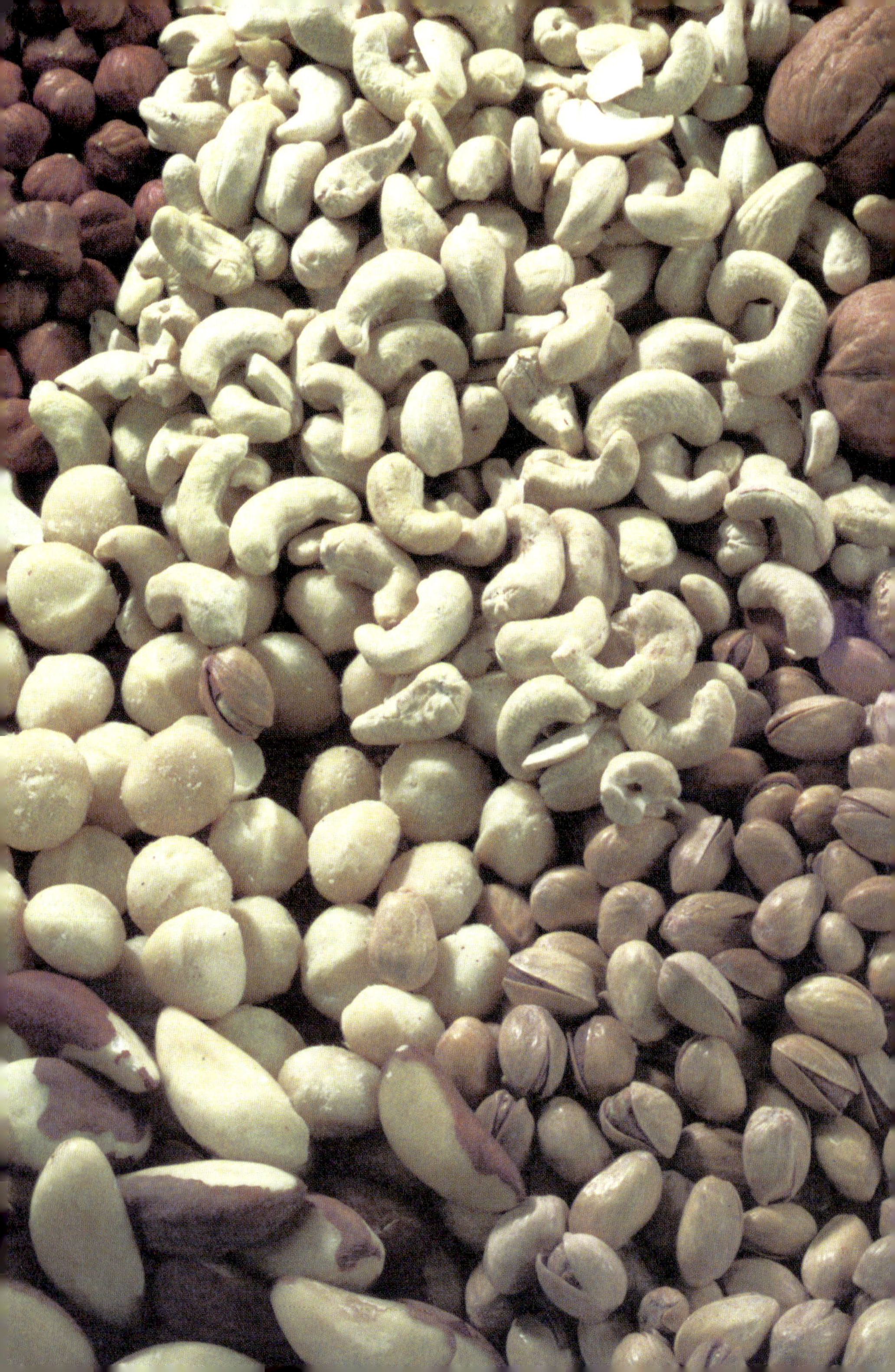

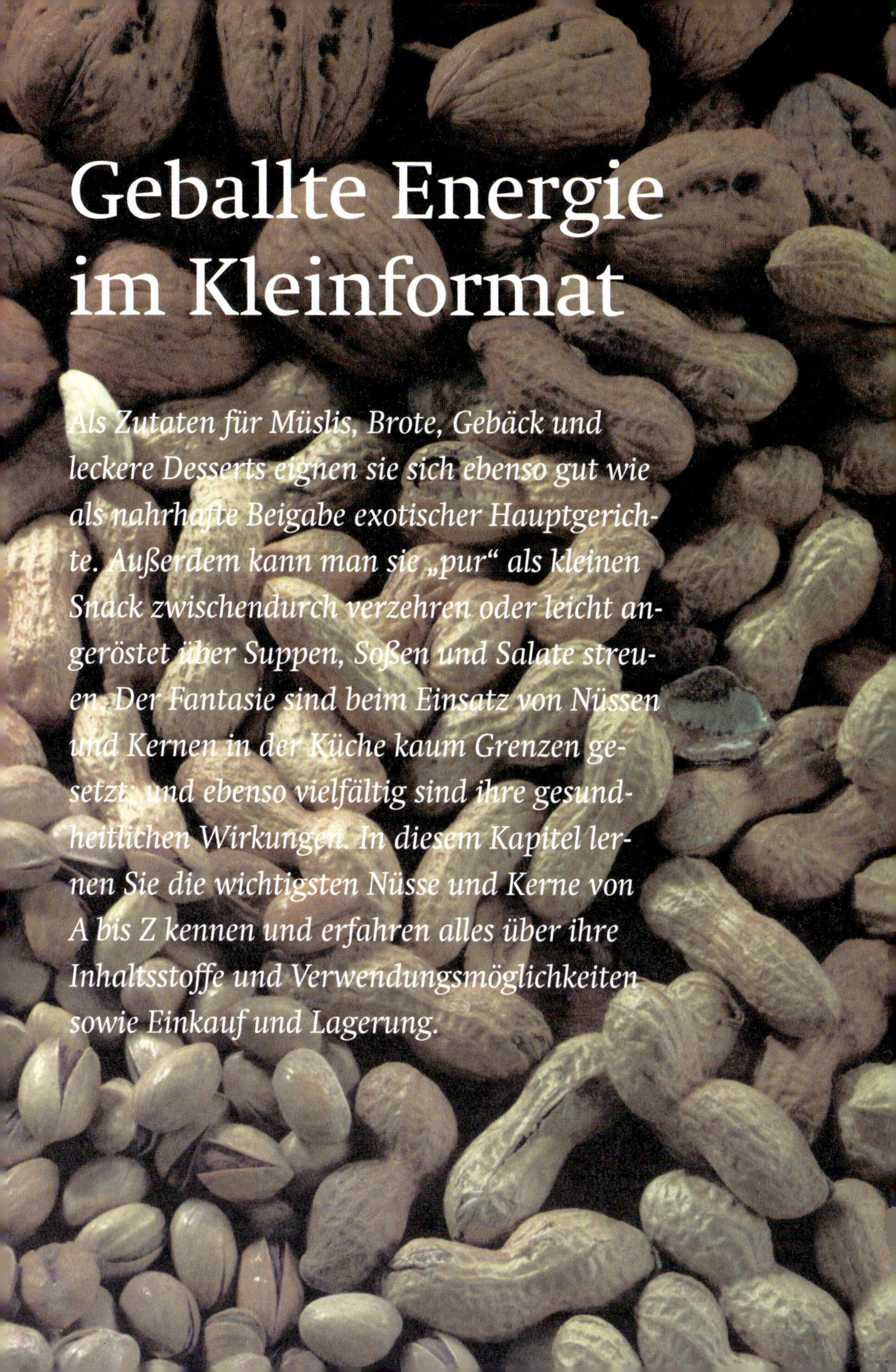

Geballte Energie im Kleinformat

Als Zutaten für Müslis, Brote, Gebäck und leckere Desserts eignen sie sich ebenso gut wie als nahrhafte Beigabe exotischer Hauptgerichte. Außerdem kann man sie „pur" als kleinen Snack zwischendurch verzehren oder leicht angeröstet über Suppen, Soßen und Salate streuen. Der Fantasie sind beim Einsatz von Nüssen und Kernen in der Küche kaum Grenzen gesetzt; und ebenso vielfältig sind ihre gesundheitlichen Wirkungen. In diesem Kapitel lernen Sie die wichtigsten Nüsse und Kerne von A bis Z kennen und erfahren alles über ihre Inhaltsstoffe und Verwendungsmöglichkeiten sowie Einkauf und Lagerung.

Auf den folgenden Seiten werden Ihnen die wichtigsten Nüsse und Kerne mit ihren jeweils ganz speziellen Eigenschaften – vor allem ihrer gesundheitsfördernden Wirkung – in alphabetischer Reihenfolge vorgestellt.

Die Cashewnuss – tägliches Brot der Inder

Liebhabern von indischen Gerichten ist der süßwürzige, mandelähnliche Geschmack der Cashewnuss *(Anacardium occidentale)* wohlvertraut, denn in der indischen Heimat der Pflanze ist sie ein absolutes Muss. Man stelle sich nur indische Currys ohne die aromatischen Cashewnüsse vor – undenkbar! Von Ende Februar bis An-

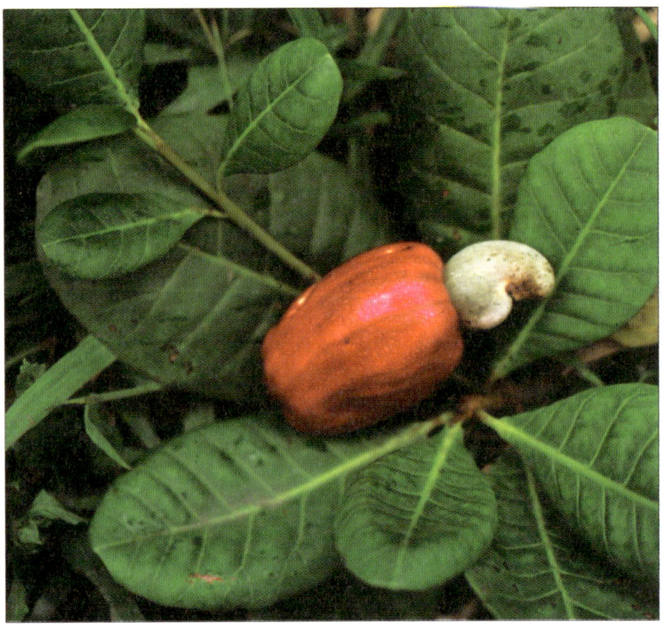

Jeder Cashewapfel trägt nur eine einzige Nuss. Das Öl der Nussschale wird durch Zentrifugieren der gekochten Nüsse gewonnen und für chemisch-technische Erzeugnisse wie Kunstharze oder Wasser abweisende Farben verwendet.

fang März trägt der bis zu 12 m hohe Baum rosafarbene oder auch weiße Blüten. Gemessen an der Vielzahl der Blüten bilden sich nur wenige Früchte. Diese birnenförmigen, fleischigen, circa 5–9 cm langen Früchte werden Cashewäpfel genannt und ähneln eher einem geschwollenen Stiel als einer Frucht. An ihrer Spitze sitzt die nierenförmige, circa 2 cm lange Cashewnuss in einer sehr harten Schale. Diese Schale enthält ein toxisches Öl, das Hautreizungen hervorrufen kann. Es erhöht zwar die Haltbarkeit des Kerns, kann jedoch wegen der ätzenden Wirkung der Öldämpfe nur maschinell in einem ziemlich komplizierten Vorgang entfernt werden. Das scharfe, braune Öl, das auch im Inneren der Nussschale zu finden ist, macht den rohen Cashewkern zunächst völlig ungenießbar. Erst durch den Röstvorgang wird das Öl – und damit auch der Nusskern – genießbar gemacht.

Der Cashewnussbaum ist in seinen Ansprüchen äußerst genügsam. Er begnügt sich mit wenig Wasser und stellt auch an den Boden kaum Anforderungen. Das macht einen Anbau in Gegenden möglich, wo weder optimale Wasser-, Klima- noch Bodenverhältnisse herrschen, wie das z. B. in etlichen Regionen Ostafrikas, Brasiliens und Indiens der Fall ist.

Was steckt in der Cashewnuss?

Cashewkerne enthalten viel Eiweiß (rund 17 g auf 100 g Nuss), Kohlenhydrate (30,5 g) und Fett (42 g). Hinzu kommen lebenswichtige Mineralstoffe wie Kalium (550 mg), Magnesium (265 mg) und Phosphor (375 mg), nicht zu vergessen die gesunden Vitamine E, B_1, Biotin und Pantothensäure. Auch der Kupfergehalt ist mit 3,7 mg pro 100 g sehr hoch.

Tipps für die Gesundheit

Menschen, die unter nervösen Magenbeschwerden leiden, wird geraten, regelmäßig Cashewkerne zu kauen. Auch bei körperlichen und geistigen Erschöpfungszuständen helfen die energiereichen Kerne.

Die aus Indien stammenden Cashewkerne haben eine sehr helle Farbe, während die aus Afrika bzw. Südamerika stammende Ernte von dunkler Farbe ist.

Tipps für die gesunde Küche

Cashewkerne sind in der Küche sehr vielseitig einsetzbar. Aus gemahlenen Cashews lassen sich leckere Desserts zaubern; ganze oder zerkleinerte Kerne kann man an Salate, Gemüse oder Müsli geben. Man kann sie aber auch mit Duftreis mischen und erhält so eine schmackhafte exotische Beilage.

Einkauf und Lagerung

Circa 40 % der Welternte von Cashewkernen stammt aus Indien; auch Deutschland bezieht von dort immerhin die Hälfte seines Bedarfs. Leider werden Cashewkerne bei unsachgemäßer Lagerung oder höheren Temperaturen weich und schmecken ranzig. Um das zu verhindern, werden die Nüsse für den Export in luftdicht verschlossene Behälter verpackt. Auch zu Hause sollte man die Cashewnüsse stets in einem gut verschließbaren Gefäß aufbewahren.

Die Erdnuss – mehr Eiweiß als in Eiern

Erdnüsse bieten ein botanisches Schauspiel der besonderen Art: Ihre Stängel mit den Früchten wachsen nicht zum Himmel, sondern in die Erde hinein und reifen dort zur fertigen Nuss.

Wie man aus Grabfunden peruanischer Indianer weiß, wurde die Erdnuss *(Arachis hypogaea)* bereits 950 v. Chr. angebaut. Spanische und portugiesische Seefahrer waren es, die sie aus ihrer Heimat Südamerika nach Europa brachten. Im 18. Jahrhundert diente sie als Schweinefutter und ernährte die Armen. Heute verzehrt man sie nicht mehr, um den Hunger zu stillen, sondern um ihren Geschmack zu genießen. Die beliebte Knabberei wird unter anderem in den Küstengebieten West- und

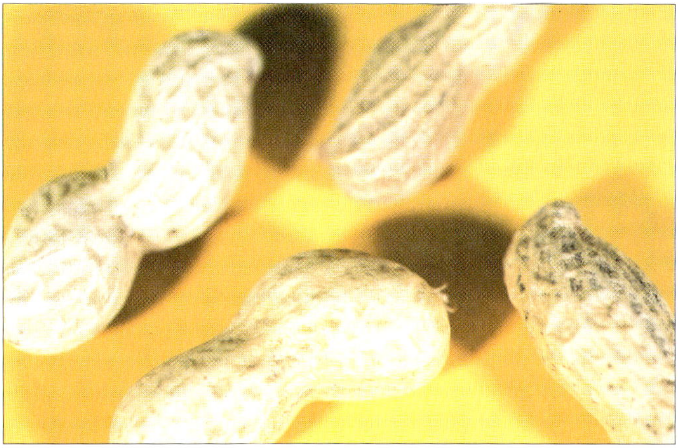

Aus botanischer Sicht ist die Erdnuss keine Nuss, obwohl sie viel Ähnlichkeit mit Nüssen aufweist, sondern zählt zu den Hülsenfrüchten, was auch die englische Bezeichnung „peanut" („pea" = Erbse) verdeutlicht.

Ostafrikas, in Indien, Israel, China, Indonesien und vor allem in den USA angebaut. Das einjährige, buschartige Gewächs erreicht eine Höhe von circa 70 cm. Der Strauch blüht gelb und ist Selbstbefruchter. Nach der Befruchtung passiert etwas ganz Eigenartiges: Die Fruchtstiele neigen sich, bilden lange Ranken, an deren Spitze die junge Frucht sitzt, und bohren sich in die Erde. In 5–8 cm Tiefe reifen die Fruchthülsen mit den Erdnusskernen heran. Während des Reifeprozesses nimmt die Hülse der Erdnuss die Farbe des Bodens an. Eine hellere Schale entsteht durch sandigen Boden, eine dunklere weist auf humusreichere Erde hin, wobei sich die hellschaligen Nüsse beim Verbraucher größerer Beliebtheit erfreuen. Unabhängig von der Farbe ist die Schale relativ weich und lässt sich leicht mit der Hand aufbrechen.

Auf den Ölgehalt der Erdnuss hat das Klima entscheidenden Einfluss: Je weiter die Anbauplantagen von den Tropen entfernt sind, desto geringer ist der Ölgehalt.

Was steckt in der Erdnuss?

Das trockene Rösten der Erdnüsse dient einerseits der Verbesserung des Geschmacks, andererseits ist es notwendig, um den in den rohen Kernen enthaltenen Bitterstoff zu entfernen. Die Erdnuss weist einen Fettgehalt von fast 50 % auf (wobei die cholesterinsenkenden ungesättigten Fettsäuren überwiegen) und enthält auch sehr viel Eiweiß: 26 g auf 100 g Nuss – das ist sogar noch mehr als bei einem Hühnerei! Doch auch der Vitamingehalt kann sich sehen lassen: auf 100 g Nüsse rund 10 mg Vitamin E, 14,3 mg Niacin, 2,14 mg Pantothensäure und außerdem reichlich Vitamin B_1, B_2 und B_6. Erstaunlich ist auch der hohe Anteil an Mineralstoffen (Kalzium rund 60 mg, Magnesium 165 mg, Kalium 777 mg und Phosphor 410 mg pro 100 g).

Tipps für die Gesundheit

Wer unter erhöhtem oder hohem Blutdruck leidet, sollte wegen des Salzes besser auf den Genuss von gesalzenen Erdnüssen verzichten!

Erdnüsse wirken beruhigend auf die Nerven. Der hohe Anteil an dem Eiweißbaustein Tryptophan sorgt für guten Schlaf. Allerdings enthält die Nuss eine schwer lösliche Harnsäure, die, wenn man sie dem Organismus in größeren Mengen zuführt, zu Ablagerungen im Körper führen kann. Gichtpatienten, die auf den Puringehalt ihrer Nahrung achten müssen, sollten sie daher nur in Maßen genießen.

Tipps für die gesunde Küche

Erdnüsse sind Deutschlands beliebtester Knabberartikel: mit oder ohne Schale, gesalzen, gezuckert oder als gebrannte Nüsse. Die wohl bekannteste Form der Weiterverarbeitung von Erdnüssen ist jedoch die Erdnussbutter – ebenso lecker wie kalorienhaltig! In Amerika gibt es bekanntlich die meisten Erdnussliebhaber. Sie bereiten aus der Nuss unter anderem delikate Soßen, genießen sie als

Beigabe zu Gemüse oder Reis und würzen ihren Salat mit Erdnussöl. Aber auch zu fernöstlichen Gerichten passen Erdnüsse wegen ihres süß-herben Geschmacks sehr gut.

Die Erdnuss gilt bei uns als beliebteste und preisgünstigste Nuss.

Einkauf und Lagerung

Ein Thema, das man in Bezug auf Erdnüsse unbedingt ansprechen muss, ist der Schimmelpilz Aspergillus flavus, der bevorzugt Erdnüsse befällt. Hier hinterlässt er die nach ihm benannten Aflatoxine – hochgiftige Stoffwechselprodukte, die stark toxisch und Krebs erregend wirken. Auch gegen den Salz- bzw. Röstvorgang oder gegen küchentechnische Vorgänge wie Backen oder Kochen sind diese Erreger resistent. Daher aufgepasst!

Achten Sie beim Kauf auf wirklich einwandfreie, frische Qualität und geben Sie der Bioware, die im Reformhaus erhältlich ist und meist aus den USA stammt, wenn möglich den Vorzug. Verfärbte und verschrumpelte Erdnüsse gehören nicht in den Mund, sondern in den Abfalleimer! Auch beim Kauf der berühmten Erdnussbutter (Peanut butter) sollte man nur qualitativ hochwertige Produkte wählen. Je nach Geschmack findet man im Reformhaus feines Erdnussmus mit oder ohne Salz und grobes Erdnussmus mit Salz. Alle diese Mussorten enthalten nur Erdnüsse und keine weiteren Zusätze.

Ein Esskastanienpflänzchen

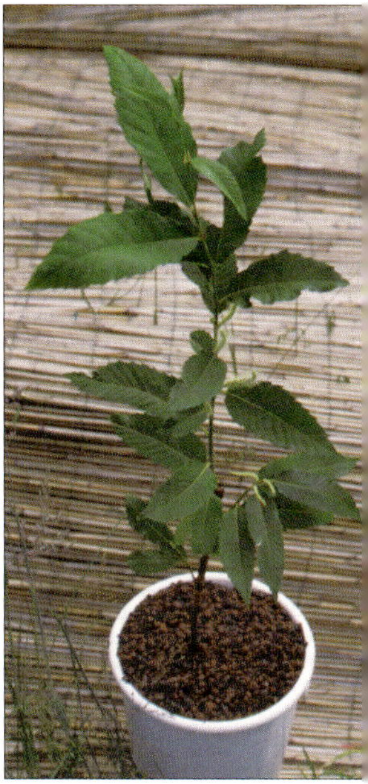

Die Esskastanie wird nicht nur aus dem heißen Feuer geholt!

Bereits in der Antike erfreute sich die Ess- oder Edelkastanie *(Castanea sativa)* großer Beliebtheit und wurde geröstet oder als Bestandteil verschiedener Speisen genossen. Die zur Familie der Buchengewächse gehörende

Noch heute gibt es Gegenden in Europa, z. B. auf Korsika, wo sich die in den Wäldern lebenden Wildschweine u. a. von Kastanien ernähren. Bei den Futterkastanien handelt es sich um die bitter schmeckende Rosskastanie, die einer anderen Pflanzenfamilie angehört und für den menschlichen Verzehr nicht geeignet ist.

Pflanze hat ihre eigentliche Heimat im Schwarzmeergebiet, ist aber heute unter anderem auch in Nordamerika und den Mittelmeerländern anzutreffen. Dem Pflanzenkenner und -liebhaber Karl dem Großen haben wir es zu verdanken, dass die Edelkastanie auch in Deutschland heimisch wurde. Sie durfte an fast keinem Essen fehlen. Vielseitig waren die Zubereitungsformen wie z. B. Kastanienmehl oder Kastanienbrot; auch als Gemüsebeilage wurde die Kastanie verwendet. Später, nachdem die Kartoffel ihren Siegeszug durch Europa angetreten hatte, geriet die Edelkastanie etwas in den Hintergrund. Die den Buchen ähnelnden Esskastanienbäume können ein biblisches Alter erreichen. Im Herbst bilden sich die Früchte, die von einer stacheligen Schale umgeben sind. Nach abgeschlossener Reife fallen sie vom Baum herab, platzen auf und offerieren jeweils zwei bis drei rundliche Kerne, die an einem Ende spitz sind. Der Nusskern ist von einer glänzenden braunen bis rotbraunen Schale umhüllt.

Was steckt in der Esskastanie?

Esskastanien weisen im Vergleich zu allen anderen Nusssorten den niedrigsten Gehalt an Fett (etwa 2 %) und Eiweiß (ca. 3 %) auf. Recht hoch ist der Gehalt an B-Vitaminen; und der Anteil an Vitamin C ist mit 27 mg pro 100 g immerhin halb so hoch wie der der Zitrone! Bei den Mineralstoffen und Spurenelementen sind besonders Kalium und Eisen hervorzuheben.

Die meisten Nüsse und Kerne enthalten wenig oder gar kein Vitamin C. Die Esskastanie stellt in dieser Hinsicht eine Ausnahme dar; bei ihr ist der Vitamin-C-Gehalt sehr hoch.

Tipps für die gesunde Küche

Man unterscheidet zwischen gewöhnlichen Esskastanien und Maronen. Die eiförmigen bis herzförmigen Maronen haben ein angenehm kräftiges, sahniges Aroma, insbesondere wenn sie geröstet werden. Gewöhnliche Esskastanien sind meist größer und rundlicher, ihr Fleisch ist weniger schmackhaft als das der Maronen. Egal ob als Gemüse oder als Dessert, zu Mehl verarbeitet oder in einer Eisenpfanne geröstet – die Esskastanie ist eine ausgesprochen abwechslungsreiche Frucht. Den leicht süßlichen Geschmack erhält sie erst durch den Koch- bzw. Röstprozess, bei dem die Stärke der rohen Frucht in Zucker umgewandelt wird.

Das Kochwasser sollte nicht weggeschüttet werden, denn es eignet sich hervorragend zum Gießen Ihrer Pflanzenpracht!

Zum Kochen werden nur geschälte Früchte verwendet. Um die Schalen leichter entfernen zu können, ritzt man am besten in die Spitze der Früchte jeweils ein Kreuz und lässt sie circa 5 Minuten in Wasser kochen. Dann kurz mit kaltem Wasser abschrecken. Nun kann man von den abgekühlten Kastanien ohne Probleme die Haut ablösen.

Maronen sind beliebte Beilagen bzw. Füllungen eines Gänse-, Enten- oder Truthahnbratens, dürfen aber auch in einem klassisch zubereiteten Rotkraut nicht fehlen. Geröstete Maronen lassen sich sehr leicht selber herstellen: Einfach die Maronen mit der Messerspitze an der runden Schalenseite einritzen, dann auf ein Backblech legen, das man vorher mit Aluminiumfolie oder Backpapier ausgelegt hat, und bei mittlerer Hitze weich werden lassen. (Das dauert ungefähr eine Viertelstunde.)

Über die Hälfte der in Deutschland verzehrten Esskastanien stammt aus Italien, genauer gesagt aus dem Westteil des Landes; circa ein Viertel der Importe kommt aus Frankreich. Spanische Esskastanien, die ebenfalls bei uns angeboten werden, stammen meist aus Galizien.

Einkauf und Lagerung

Wegen ihrer nur kurzen Haltbarkeit bezeichnet man die Esskastanien im Handel auch als Frischfrüchte. Man sollte sie im Kühlschrank aufbewahren und nicht länger als eine Woche lagern.

Die Haselnuss: ein gesunder Knabberspaß – nicht nur für Eichhörnchen

Moderne Forschungen haben ergeben, dass die Haselnuss blutdruckerhöhend wirkt. Menschen, die unter Bluthochdruck leiden, sollten daher lieber auf den Genuss von Haselnüssen verzichten.

Die Haselnuss *(Corylus avellana)* ist eine der ältesten Früchte überhaupt und wuchs bereits vor circa 8000 Jahren, wie Urgeschichtsforscher herausfanden. Der Haselnussstrauch blüht noch, bevor er Blätter austreibt, und bringt männliche Kätzchen und weibliche Blüten hervor, aus denen sich später die Nüsse entwickeln. Jede einzelne Nuss ist von grünen Blättern umgeben. Die feste Schale der Nuss hat eine rötlich-braune Farbe und macht immerhin über 50 % ihres Gesamtgewichts aus! Der helle Nusskern wird von einem braunen Häutchen geschützt.

Was steckt in der Haselnuss?

Haselnüsse haben einen sehr hohen gesundheitlichen Wert. Grund dafür ist unter anderem der hohe Gehalt an Eiweiß (13 %), Fett (61 %) und Oleinsäure. Der Anteil an Mineralstoffen (unter anderem Magnesium, Kalzium, Ka-

Die Haselnuss – eine der ältesten Früchte

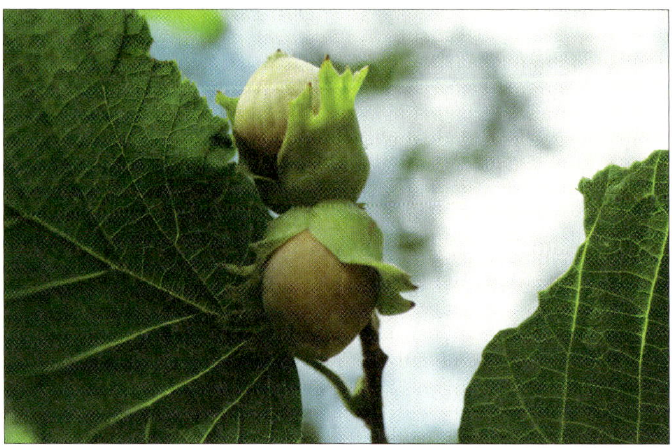

lium, Eisen, Kupfer) ist auch hier, wie bei den meisten Nüssen, sehr hoch. Hinzu kommen zahlreiche Vitamine. Hervorzuheben ist vor allem der sehr hohe Gehalt an Vitamin E (26,29 mg pro 100 g!) und Biotin (35 mg pro 100 g).

Auch im kosmetischen Bereich hat die Haselnuss in Form von Haselnussöl erfolgreich Einzug gehalten. Das Öl hat eine leicht zusammenziehende und erfrischende Wirkung. Es ist ideal für fette Haut sowie Mischhaut und deshalb auch Bestandteil etlicher Cremes für diese Hauttypen.

Tipps für die Gesundheit

Dem hohen Gehalt an B-Vitaminen haben wir es zu verdanken, dass die Haselnuss unsere Merkfähigkeit kräftig ankurbelt und wichtige Gehirnfunktionen unterstützt. Der hohe Gerbstoffanteil wirkt sich positiv auf die Darmtätigkeit aus und fördert die Regeneration der Haut.

Manche Menschen leiden an einer Nussallergie, die sich wegen des hohen Eiweißanteils besonders nach dem Verzehr von Haselnüssen in Form von Brennen im Mund, Anschwellen der Mundschleimhaut bis hin zu Asthma äußern kann. Achtung: In vielen Schokoladen, Kuchen oder anderen Backwaren sind zerkleinerte Haselnüsse enthalten!

Tipps für die gesunde Küche

Haselnüsse werden gern als Beigabe für das bekannte Studentenfutter – ein Knabbergemisch aus verschiedenen Nusssorten und Rosinen – und als Zutat für Obstsalat verwendet. Ebenso beliebt, besonders bei Kindern, ist das Haselnussmus, ein leckerer Brotaufstrich, bei dem man vor dem Kauf allerdings das Etikett genau studieren sollte, da die herkömmlichen Produkte jede Menge Zucker enthalten. Bei Nussmus aus dem Reformhaus hingegen (in pfandfreien Mehrweggläsern erhältlich) wird mit Wildblütenhonig, der rückstandskontrolliert und nicht

In der Weihnachtsbäckerei sind gemahlene Haselnusskerne wichtiger Bestandteil zahlreicher Plätzchen; hierbei sollte darauf geachtet werden, bereits geöffnete Tütchen nicht allzu lange aufzubewahren, damit die Haselnüsse nicht ranzig werden oder sich gar Schimmel bildet!

wärmegeschädigt ist, gesüßt. Zudem besteht dieses Mus aus gemahlenen Haselnusskernen, die aus kontrolliert biologischem Anbau stammen.

Einkauf und Lagerung

Geröstete Haselnüsse haben ein intensiveres Aroma. Durch den Röstvorgang wird zudem die Eiweißstruktur verändert, sodass die Nüsse für Menschen mit Allergien besser verträglich werden. Haselnüsse aus der Türkei haben meist eine dünnere Schale und größere Kerne, während die Ernte aus Spanien einen niedrigeren Fettgehalt als die aus der Türkei aufweist. Achten Sie beim Kauf von Haselnüssen unbedingt auf das Verfallsdatum (besonders bei Sonderangeboten), damit Sie keine weichen, ranzig schmeckenden erstehen!

Die Kokosnuss – beliebte Zutat exotischer Gerichte

Der bis zu 25 m hohe Baum kann ein Alter von 75 Jahren erreichen. Um die Ernte der Kokosfrüchte zu vereinfachen, werden heute für die Neuanpflanzungen Palmen mit geringerer Höhe bevorzugt. Erst ab dem zehnten Jahr können pro Pflanze bis zu 110 Nüsse geerntet werden.

In Indien diente die Kokospalme *(Cocos nucifera)* schon vor mehr als 4000 Jahren als vielseitig einsetzbarer Rohstoff. So wurden z. B. das Fleisch und die Milch der Kokosnüsse für die Ernährung verwendet, die großen Blätter dienten gewissermaßen als Dachziegel der Behausungen, das Holz der Stämme konnte als Baumaterial für die bescheidenen Hütten eingesetzt werden. Aus den Hüllfasern der Nüsse, den Kokosfasern, flocht man Taue und Matten für die Innenräume der Hütten. Noch heute machen sich die Bewohner der Küstengebiete Sri Lankas, Indiens, Mexikos und Indonesiens die vielseitigen Einsatzmöglichkeiten der Kokospalme zunutze, die in diesen Regionen einen wichtigen Wirtschaftsfaktor darstellt.

Die große Steinfrucht wiegt bis zu 1 kg. Mit zunehmendem Reifeprozess wird aus der in der Kokosnuss enthaltenen süßlich schmeckenden Milch festes, weißes Kernfleisch. Ist die Milch jedoch ganz eingetrocknet, so schmeckt das Kernfleisch unangenehm seifig. Um das zu vermeiden, werden Kokosnüsse zum Frischverzehr „zu 95 % Milch haltend", also mit circa 95 % Milch exportiert.

Die Kokospalme dient auch zur Herstellung von Arrak. Dieses alkoholische Getränk wird aus dem süßen Pflanzensaft des Baumes gewonnen. Vorsicht! Dieser Schnaps hat es in sich!

Was steckt in der Kokosnuss?

Die Kokosnuss ist reich an Eiweiß (bis zu 6 %). Außerdem enthält sie bis zu 40 % Fett, viele Vitamine (besonders hoch ist der Gehalt an Biotin) und Mineralstoffe (z. B. 2,25 mg Eisen und 785 µg Zink pro 100 g Nuss). Erwähnenswert ist der hohe Anteil an dem Spurenelement Selen, das für die Krebsvorsorge eine wichtige Rolle spielt.

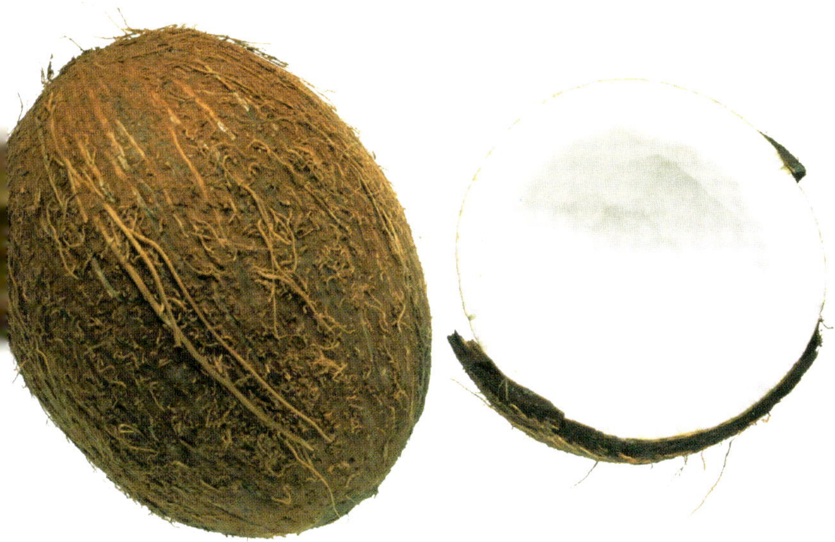

Bei thailändischen Currygerichten ist Kokosmilch eine sehr wichtige Zutat, die entscheidend den Geschmack des Gerichtes mitprägt. Auch bei vielen süßen fernöstlichen Nachspeisen werden Kokosmilch und Kokosraspeln gerne verwendet. Beide passen bestens zu Schokolade und Vanille.

Tipps für die gesunde Küche

Was nützt die leckerste Kokosnuss, wenn man nicht an ihr gesundes Kernfleisch herankommt? Das Öffnen einer Kokosnuss ist zugegebenermaßen nicht ganz einfach. Ein kleiner Trick hilft: Durchbohren Sie zwei der drei „Augen“ und gießen Sie die in der Kokosnuss befindliche Milch ab. Dann öffnen Sie die restliche Schale mit einem Hammer oder mit einer kleinen Säge. Seien Sie aber vorsichtig, damit Ihnen die Nuss dabei nicht aus der Hand rutscht (Verletzungsgefahr!). Ist die Nuss geöffnet, werden Sie sowohl durch den köstlichen Duft als auch durch den Genuss des schmackhaften weißen Kernfleischs für die Mühe entschädigt. In der fernöstlichen Küche ist frische Kokosnussmilch eine sehr wichtige Kochzutat. Zur Herstellung wird, falls keine frische Kokosmilch vorhanden ist, Kokosfleisch mit heißem Wasser vermengt. (Wenn man kein frisches Kokosfleisch zur Hand hat, geht es auch mit Kokosraspeln.)

Einkauf und Lagerung

Bei uns sind frische Kokosnüsse oft nur in Delikatessenläden oder Geschäften mit fernöstlichen Kochzutaten erhältlich. Wer mit Kokosmilch kochen möchte, kann auf „Cream of coconut“ zurückgreifen, einen industriell hergestellten Kokosnussextrakt, der in warmem Wasser aufgelöst wird – erhältlich ebenfalls in Asienläden. Im Handel sind auch Instantpulver erhältlich, denen um die Rieselfähigkeit zu erhalten meist chemische Stoffe hinzugefügt wurden. Um ihre Haltbarkeit zu erhöhen, sollten Kokosraspeln in einem dunklen, luftdicht verschließbaren Glas aufbewahrt und kühl gelagert werden.

Der Kürbiskern – natürliche Arznei gegen ein häufiges Männerleiden

Der Kürbis ist eine jahrtausendealte Kulturpflanze, die schon vor circa 400 Jahren nach Europa gelangte. Aus den geöffneten Kürbissen werden die Kerne ausgelöst, getrocknet und je nach Verwendung weiterverarbeitet.

Der alte Brauch amerikanischer Indianer, Kürbis zusammen mit Bohnen und Mais anzubauen, hat sich in bäuerlichen Gärten bis heute erhalten: Dank der großen Blätter der Kürbispflanze wird der Boden vor dem Austrocknen bewahrt und das Unkraut am Wachsen gehindert. Die Bohnen wiederum finden in den Maisstangen eine natürliche Rankhilfe.

Was steckt im Kürbiskern?

Kürbissamen *(Semen cucurbitae)* enthalten bis zu 50 % Fett und circa 35 % Eiweiß. Der Anteil an Vitamin E übertrifft sogar noch den des Leinsamens. Weitere Inhaltsstoffe sind Phosphor, Eisen, Magnesium, Zink und Kupfer.

Tipps für die Gesundheit

Jeder zweite Fünfzigjährige und neun von zehn der Siebzig- bis Achtzigjährigen leiden unter einer gutartigen Prostatavergrößerung. Abgeschwächter Harnstrahl, häufiger Harndrang sowie Harnträufeln sind oft erste Anzeichen dafür. Bewährtes Heilmittel im Frühstadium gutartiger Prostatavergrößerungen sind die in Reformhäusern erhältlichen Extrakte aus Kürbissamen.

Übrigens – Casanova soll vor dem Besuch bei den Damen stets eine Handvoll Kürbiskerne gegessen haben, um damit etwas für die Erhaltung seiner Potenz zu tun. Glaubt man den Aufzeichnungen, so scheint das Mittel sehr wirksam gewesen zu sein!

Zur Vorbeugung von Prostataleiden empfiehlt sich der tägliche Verzehr von drei Esslöffeln Kürbiskernen, am besten als kurmäßige Anwendung zwei bis drei Monate lang. Nach Prostataoperationen ist die Einnahme von täglich vier Esslöffeln zu empfehlen. In jedem Fall sollten Sie sich vor der Einnahme an Ihren behandelnden Arzt oder Heilpraktiker wenden, um die genaue Dosierung festzulegen. Aber auch für Menschen, die nicht unter Prostatabeschwerden leiden, ist der Genuss von Kürbis-

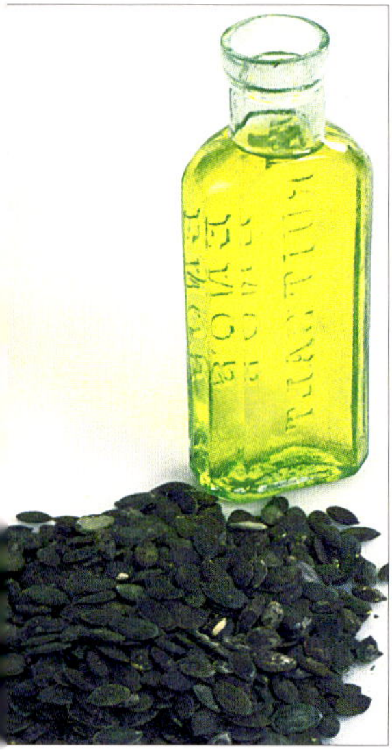

Nur wenn auf dem Flaschenetikett „Steierisches Kürbiskernöl" vermerkt ist, handelt es sich um das geschmacklich unverwechselbare Original aus dem Süden Österreichs. Weitere Anbaugebiete liegen in Ungarn und Südrussland.

Kürbiskernöl in der Kosmetik

▶ **Hautpflege**
In der Kosmetik wird Kürbiskernöl als hautglättendes Pflegemittel eingesetzt.

▶ **Finger- und Zehennägel**
Einmal wöchentlich mit Kürbiskernöl eingerieben, werden Finger- und Zehennägel wieder glatt und gepflegt.

▶ **Haarpflege**
Ins Kopfhaar einmassiert, stärkt das Öl die Haare und lässt sie wieder geschmeidig und glänzend aussehen. Stumpfe, störrische Haare werden wieder geschmeidig und lassen sich leicht frisieren, wenn man einmal pro Woche einige Tropfen Kürbiskernöl ins Shampoo gibt.

kernen zu empfehlen, denn sie helfen bei einer Reizblase (andauerndem Harndrang und Entleerungszwang auch bei sehr geringer Blasenfüllung), die gerade Frauen während der Wechseljahre oft zu schaffen macht.

Tipps für die gesunde Küche

Kürbiskerne sind geröstet oder ungeröstet erhältlich. Man kann sie zwischendurch knabbern, sie passen aber auch zu sehr vielen Gemüsegerichten; oder man streut sie über einen bunt gemischten Salat der Saison. Sehr lecker schmecken auch süßsauer eingelegte Kürbiskerne.

In kleine Stücke zerkleinert oder als Ganzes eignen sich Kürbiskerne als Zutat für Kuchen, Brot, Konfekt oder Müsli. Sie werden auch gerne als Nussersatz verwendet.

Eine Delikatesse für verwöhnte Gaumen ist das Kürbiskernöl, eine Spezialität aus der Steiermark. Dieses durch Kaltpressung gewonnene Öl enthält besonders viele wertvolle Vitamine, Mineralstoffe, Spurenelemente und ungesättigte Fettsäuren. Außerdem hilft es ebenso wie die Kerne gegen Reizblase und Prostataleiden.

In der gesunden Küche verwendet man Kürbiskernöl unter anderem als Dressing für Salate, in Suppen, an Rohkostgerichten, zur Soßenverfeinerung oder als Beigabe an Reis, damit dieser locker bleibt.

Einkauf und Lagerung

Beim Kauf von Kürbiskernöl sollten Sie dem Originalprodukt aus der Steiermark den Vorzug geben, da Sie mit diesem Öl beste Qualität erhalten, die nach traditioneller Art und Weise ohne chemische Zusätze hergestellt wurde. Das Öl sollte zum Schutz gegen Lichteinwirkung in dunklen Flaschen abgefüllt sein. Angebrochene Flaschen sollten zur längeren Haltbarkeit – genau wie die Kürbiskerne – im Kühlschrank aufbewahrt werden.

Für medizinische Zwecke werden spezielle Leinsamen-Sorten gezüchtet, die stärker aufquellen als herkömmliche Sorten. Neue Forschungsergebnisse haben ergeben, dass großkörnige Leinsamen weniger wertvolle Inhaltsstoffe aufweisen als kleinere.

Leinsamen – eine natürliche Verdauungshilfe

Lein wird bereits seit Jahrtausenden kultiviert. Das Wort leitet sich vermutlich von dem keltischen Wort *lin* = Faden her. Heute ist das Gewächs aus unserer Gegend fast verschwunden, die Anbaugebiete haben sich unter anderem nach Kanada, Argentinien und Ungarn verla-

Der Leinsamen wirkt zum einen wegen seines guten Quellvermögens, zum anderen wegen seines Öls, das als Gleitmittel die Dickdarmentleerung unterstützt.

gert. Ein weiteres Anbaugebiet des Leins ist Indien, wo die Pflanze als Heilmittel in der ayurvedischen Medizin verwendet wird.

Das bis zu einem Meter hohe Gewächs bringt meist blaue Blüten hervor, die nur einen einzigen Tag blühen. Die Fruchtkapsel enthält etwa zehn glänzende, eiförmige Samen. Wenn die Kapseln sich braun verfärben, werden sie geerntet.

Was steckt im Leinsamen?

Leinsamen *(Semen lini)* enthält circa 5–7 % Schleim, bis zu 40 % fettes Öl (Linolsäure, Ölsäure, Palmitinsäure) und etwa 20 % Eiweiß, Mineralstoffe und Spurenelemente. Besonders hoch ist der Gehalt an Vitamin E (57 mg pro 100 g). Wegen der in Spuren vorhandenen cyanogenen (= Blausäure bildenden) Glykoside ist Leinsamen des öfteren Gegenstand von Diskussionen. Inzwischen ist jedoch wissenschaftlich belegt, dass diese winzigen Mengen an Blausäure für den Körper bedeutungslos sind, da sie sofort wieder abgebaut werden.

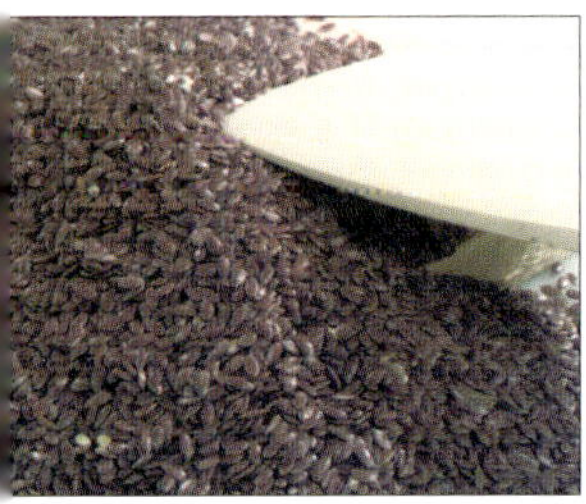

Leinsamen

Tipps für die Gesundheit

Die meist frisch geschroteten Samen werden als unschädliches und mildes Abführmittel verordnet. Der in den Leinsamen enthaltene Schleimstoff führt nach Einnahme zu einer Volumenvergrößerung der Samen im Darm, die die Peristaltik des Magen-Darm-Bereiches erhöht. Wer unter Magen-Darm-Problemen – z. B. Verstopfung, Reizdarm oder durch Abführmittel geschädigtem Dickdarm – leidet, sollte täglich zwei Esslöffel frisch geschroteten Leinsamen essen (1–2 EL morgens, 1–2 EL abends). Wenn die Beschwerden sich bessern bzw. ganz verschwinden, sollte die Einnahme auf einen Esslöffel täglich (am besten morgens) reduziert werden. Um das Auftreten von Blähungen zu verhindern, muss für ausreichende Flüssigkeitszufuhr gesorgt werden. Leinsamen sollte über einen längeren Zeitraum eingenommen werden, um seine volle Wirkung entfalten zu können.

Hildegard von Bingen empfahl ein Leinsamen-Dekokt (Abkochung) bei Brandwunden, Leinsamen-Salbe bei Seitenschmerzen und verwendete Leinsamen unter anderem bei Beschwerden der Milz.

Bei Entzündungen, Schwellungen und rheumatischen Erkrankungen empfiehlt sich folgende äußerliche Behandlung: Einfach etwas Leinsamen in ein Säckchen aus Leinen geben, in heißem (nicht kochendem!) Wasser circa 15 Minuten aufquellen lassen und dann auf die betroffene Körperstelle legen. Vorher die Temperatur prüfen, um Hautverbrennungen zu vermeiden. Nach Abkühlung des Säckchens kann der Vorgang – je nach Bedarf – wiederholt werden. Auch bei fiebrigen Erkältungskrankheiten haben sich Schwitzpackungen mit Leinsamen sehr bewährt.

Bei Kindern unter zwölf Jahren ist von einer Anwendung dieses Arzneimittels abzuraten, da bislang keine ausreichenden Untersuchungsergebnisse vorliegen. Bei Kindern ab zwölf Jahren und Erwachsenen sollte vor Beginn einer Behandlung mit Leinsamen Rücksprache mit dem behandelnden Heilpraktiker bzw. Arzt gehalten werden, da gerade bei chronischen Verdauungsbeschwerden die Ursache unbedingt abgeklärt werden muss.

Achten Sie beim Kauf von Leinöl auf Produkte, deren Zutaten aus kontrolliert biologischem Anbau stammen und die durch Kaltpressung hergestellt wurden. Das aus den Samen gewonnene Öl ist reich an wertvollen ungesättigten Fettsäuren und sollte beim Braten nicht zu stark erhitzt werden.

Tipps für die gesunde Küche

Leinsamen ist in der Naturkost eine gesunde Backzutat und passt hervorragend ins Müsli oder Kompott. Leicht angeröstet kann man ihn über gegartes Gemüse oder frische Gartensalate streuen.

Einkauf und Lagerung

Leinsamen ist ganz, zerkleinert und in pulverisierter Form erhältlich. Da er schnell ranzig wird, sollten Sie ihn, bevor Sie ihn für medizinische oder Kochzwecke verwenden, sicherheitshalber erst einmal kosten.

Auch Leinöl hat eine kurze Lagerzeit und wird rasch ranzig. Daher sollten Sie die geöffnete Flasche im Kühlschrank aufbewahren.

Die Macadamianuss – ungekrönte Königin der Nüsse

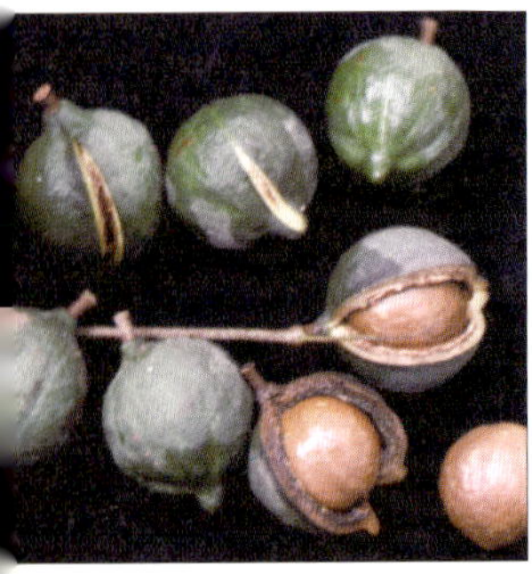

Die Nuss ist von einer sehr harten Schale umgeben, in der sich ein beigefarbener Kern befindet.

1847 entdeckte der nach Australien ausgewanderte deutsche Pharmazeut Ferdinand Müller die Macadamianuss *(Macadamia)*, die er nach seinem besten Freund, dem Philosophen Dr. Macadam, benannte. Die auch unter dem Namen Queensland-Nuss bekannte Pflanze gelangte 1892 nach Hawaii, wo sie wegen des vulkanischen Bodens bestens gedieh. Seit 1922 ist die Macadamianuss für Hawaii und Australien ein nicht unerheblicher Handelsfaktor. Bei uns erfreut sich die Königin der Nüsse, wie sie wegen ihres delikaten Geschmacks und der wertvollen Inhaltsstoffe gerne genannt wird, immer größerer Beliebtheit.

Die Macadamia bevorzugt feucht-tropische, heiße Regionen. Sie wird bis zu 15 m hoch und kann bis zu 50 Jahre alt werden. Erst nach dem sechsten Lebensjahr bilden sich die kugeligen Steinfrüchte, deren Aussehen etwas an Zitronen erinnert. Sind die Nüsse reif, fallen sie auf den Boden, wobei die grüne Außenschale aufplatzt. Sie werden dann von Hand eingesammelt.

Was steckt in der Macadamianuss?

Auch die Kosmetikbranche macht sich neuerdings die Macadamia in Form von pflegenden Ölen zunutze, die beispielsweise bei zu Trockenheit neigender Haut angewandt werden und in gut sortierten Bioläden oder Reformhäusern erhältlich sind.

Die glatten, beigefarbenen Kerne weisen im Vergleich zu anderen Nüssen den höchsten Ölgehalt (etwa 76 %) auf. Das Fett setzt sich aus 16 % gesättigten, 83 % einfach ungesättigten und 1 % mehrfach ungesättigten Fettsäuren zusammen. Macadamias sind reich an lebenswichtigen Mineralstoffen, z. B. Kalium, Phosphor und Kalzium, sowie an B-Vitaminen.

Tipps für die gesunde Küche

Macadamias sind ein leckerer Snack für den kleinen Hunger zwischendurch. Die Königin der Nüsse verdient es ohne Frage, „pur" genossen zu werden! Ferner werden Macadamianüsse bei der professionellen Speiseeiszubereitung und Süßwarenherstellung verwendet.

Einkauf und Lagerung

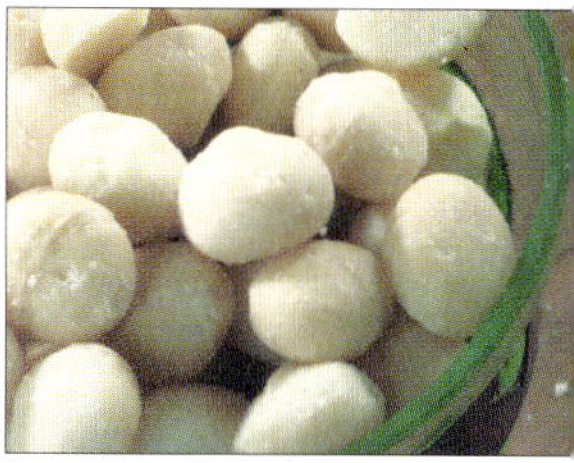

Die kostenintensive Aufzucht der Macadamia und die wenig ergiebige Ernteausbeute erklären den verhältnismäßig hohen Verkaufspreis.

Die Nüsse werden nach dem Einsammeln getrocknet und mit speziell dafür konstruierten Maschinen geknackt. Die Ausbeute der begehrten Kerne liegt im Durchschnitt lediglich bei 35 %, wobei halbe Kerne und Kernstücke bereits mitgerechnet sind. Diese Tatsache und die mühsame Aufzucht der Bäume erklären den hohen Verkaufspreis. Macadamias werden in Öl geröstet und vakuumverpackt, gesalzen oder roh im Handel angeboten. Durch den Röstvorgang soll der Geschmack noch delikater werden, wobei man trocken gerösteten Nüssen den Vorzug geben sollte, da sie besser schmecken.

Doch egal welche Variante Sie wählen, Sie können nur Nüsse ohne Schale erwerben, denn das Knacken der sehr harten und äußerst stabilen Schale lässt sich mit keinem der üblichen Nussknacker bewerkstelligen.

Für die Aufbewahrung empfiehlt sich ein luftdicht verschließbarer Behälter an einem kühlen Ort, z. B. im Kühlschrank oder im Vorratskeller.

Die Mandel – erster Frühlingsbote

Ein sehr wichtiges Produkt, das aus Mandeln gefertigt wird, ist das Marzipan, eine Mischung u. a. aus gemahlenen Mandeln, Zucker und edlem Rosenwasser.

Die Heimat des Mandelbaumes *(Prunus amygdalus)* liegt in Vorder- und Zentralasien. Von dort aus kam die zur Familie der Rosengewächse gehörende Pflanze nach Griechenland und Nordafrika und breitete sich aufgrund des milden Klimas im gesamten Mittelmeerraum aus. Dort zählt sie zu den ersten Frühlingsboten.

Der Mandelbaum erreicht eine Höhe bis zu 6 m. Aus den rosafarbenen Blüten entwickeln sich Früchte mit einer holzigen, löcherigen, harten Schale, in deren Innerem der längliche, eiförmige Same zu finden ist. Je härter und dicker die Schale, desto kleiner ist der essbare Kern, der von einem zimtfarbenen Häutchen geschützt wird. Wenn man den Kern kurz in heißes Wasser legt, kann man dieses Häutchen problemlos entfernen und macht damit die Mandel leichter verdaulich. Den Vorgang der Häutung bezeichnet man als „Blanchieren". Wird das Häutchen gleich nach der Ernte in noch grünem Zustand entfernt, ist es noch weich und kann problemlos vom Stein gelöst werden. Durch diese Maßnahme beugt man einer Schimmelbildung vor! Generell unterscheidet man drei Sorten: die Süßmandel, die Bittermandel, die wegen ihres intensiven Aromas als würzende Zutat für Marzipan und Gebäck verwendet wird, und die dünnschalige, süße Krachmandel oder auch Knackmandel, die hauptsächlich in Spanien und Südfrankreich kultiviert wird.

Die Mandelblüte auf Mallorca zieht jedes Jahr zahlreiche Touristen an, die im Februar oder März der schneebedeckten Heimat entfliehen, um die zartrosa Blütenpracht auf der Mittelmeerinsel zu genießen.

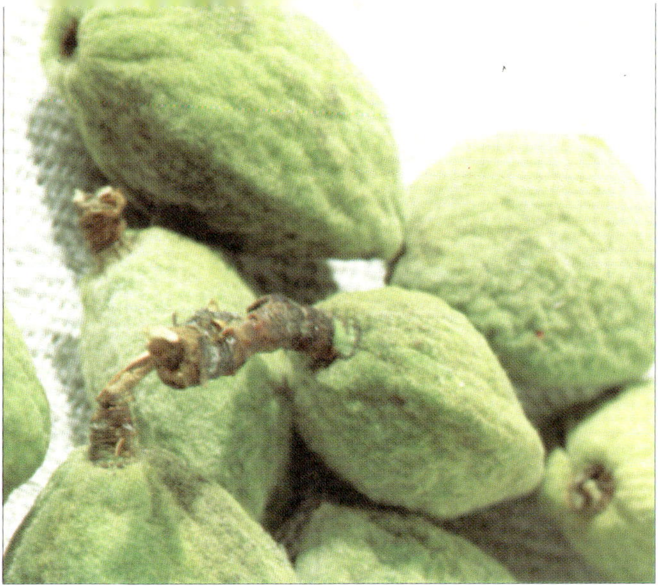

Durch ihren hohen Anteil an Vitamin E schützen Mandeln die Zellen vor freien Radikalen. Knochen und Zähne profitieren von dem hohen Magnesium- und Kalziumgehalt, während die Vitamine der B-Gruppe als Gehirn- und Nervennahrung dienen.

Was steckt in der Mandel?

Die Urform des Mandelbaumes ist die Bittermandel. Doch Vorsicht! Diese Mandel enthält das Glykosid Amygdalin, aus dem unter Einwirkung von Wasser und dem Enzym Emulsin giftige Blausäure freigesetzt wird. Drei bis fünf bittere Mandeln können für Kinder bereits tödlich wirken! Daher diese Mandelsorte unbedingt vor Kinderhänden geschützt oder am besten gar nicht zu Hause aufbewahren! Auch Erwachsene sollten sich vor ausgiebigem Verzehr der bitteren Mandeln hüten. Bereits 25 bis 30 Stück können lebensbedrohlich sein. In vielen europäischen Ländern ist wegen der giftigen Wirkung der Verkauf von Bittermandeln eingeschränkt. Zum Aromatisieren von Back- und Süßwaren kann als gleichwertiger Ersatz jedoch Bittermandelöl verwendet werden, das aus einem Gemisch aus gemahlenen Bittermandeln und Wasser durch Destillation gewonnen wird und frei von giftiger Blausäure ist. Allerdings sollte man Bittermandelessenz sparsam dosieren, da sie einen sehr dominanten Geschmack hat.

Bittere Mandeln unbedingt vor Kinderhänden geschützt aufbewahren, denn sie enthalten giftige Blausäure!

Die süße Mandel hingegen ist ungefährlich und hat eine Vielzahl an wertvollen Inhaltsstoffen. Der Fettgehalt liegt bei 54 %; das Fett setzt sich hauptsächlich aus mehrfach ungesättigten Fettsäuren zusammen. Ferner enthält die süße Mandel rund 20 % Eiweiß. Sie ist reich an Vitamin E (25 mg pro 100 g), Betakarotin, Vitamin B_2 und Mineralstoffen, z. B. Kalium (835 mg auf 100 g), Phosphor (455 mg auf 100 g), Magnesium (170 mg auf 100 g) und Kalzium (250 mg auf 100 g).

Tipps für die Gesundheit

Besonders in den Mittelmeerländern wurde die Mandel zur Heilung von Frauenkrankheiten bzw. als Stärkungsmittel für Schwangere oder Wöchnerinnen eingesetzt. Noch heute bekommen Frauen in Spanien und Italien zur Hochzeit oder zum Geburtstag Mandeln geschenkt, die mit einem weißen Zuckerguss überzogen sind.

Mandelbaum

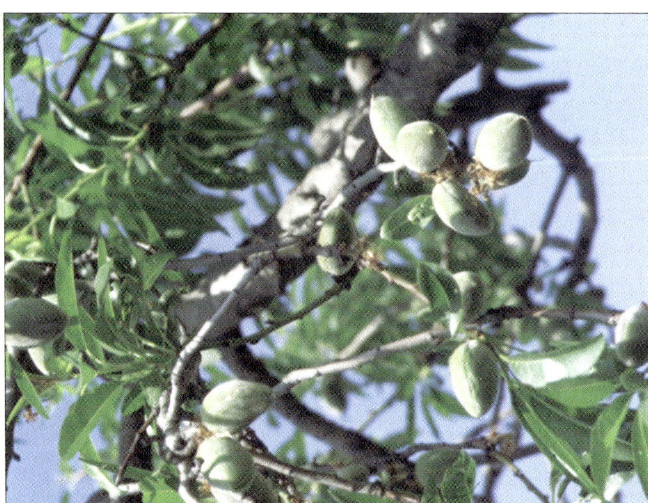

Wer sich gerade von einer Krankheit erholt, sollte sich angewöhnen, täglich fünf Mandeln – über den Tag verteilt – zu essen. Damit der Körper in den vollen Genuss der Vitalstoffe kommt, sollten Sie darauf achten, jede Mandel gründlich zu kauen.

Neben Mandelgebäck und Mandelkuchen erfreuen sich auch „gebrannte Mandeln" gerade auf Volksfesten und Weihnachtsmärkten großer Beliebtheit.

In der Kosmetik findet die Mandel vor allem in Form von Mandelkleie Verwendung, die zur gründlichen Reinigung von Gesicht und Körper verwendet wird. Hier sollte man pH-neutralen Produkten den Vorzug geben. Eine gute Auswahl an Kosmetikprodukten mit Mandeln, z. B. Mandelmilch zur Reinigung normaler bis trockener Haut, Mandelöl zur Pflege trockener und alternder Körperhaut oder Mandelseife für trockene Gesichtshaut, finden Sie in gut sortierten Bioläden und in der Kosmetikabteilung des Reformhauses.

Tipps für die gesunde Küche

Falls sich in Ihren Mandelvorrat eine bittere eingeschlichen hat, vergiftet Sie das nicht gleich. Denn da Blausäure sehr flüchtig und hitzeempfindlich ist, bleibt nach dem Back- bzw. Kochvorgang nur eine kaum noch nachweisbare Menge zurück.

Mandeln passen hervorragend in Müslis, Soßen, Salate, Suppen, Gemüse oder Obstsalate. In der vorweihnachtlichen Backstube haben Mandeln Hochkonjunktur. Verwendet werden hierfür auch Mandelstifte, gehackte Mandeln, Mandelplättchen, Mandelöl und gemahlene Mandeln, die allerdings nicht lange offen aufbewahrt werden können, da die Gefahr der Schimmelpilzbildung (Aflatoxin) besteht.

Aus Italien, bis Mitte der 60er-Jahre Mandelexportland Nummer eins, stammt Ware, die immer einen sehr kleinen Teil (circa 3 %) an Bittermandeln aufweist.

In Reformhäusern und Bioläden ist auch Mandelmus erhältlich, das nur aus gerösteten Mandeln besteht, die aus kontrolliert biologischem Anbau stammen, wie das z. B. bei der Firma Rapunzel Naturkost der Fall ist.

Einkauf und Lagerung

Die Ernten, die aus deutschen Anbaugebieten stammen, werden nur für eigene Zwecke in den jeweiligen Erntegebieten verwendet.

Packungen mit Süßmandeln können ab und zu einzelne Bittermandeln enthalten (bis zu 2 % der gesamten Ernte). Lediglich süßsamige Mandeln aus Kalifornien enthalten keine Anteile an Bittermandeln. Ein weiterer Vorteil der aus Kalifornien stammenden Ware ist, dass sie nicht mit schwefeliger Säure gebleicht wurde. Die bekannteste Sorte aus dieser Region ist die „Nonpareil"-Mandel, eine flache Mandel mit einer ziemlich weichen, leicht knackbaren Schale.

Da konventionelle Produkte während der Wachstumsphase mit chemischen Mitteln zur Schädlingsbekämpfung behandelt werden, sollte beim Kauf auf biologisch kontrollierte Ware geachtet werden. Erntegut der Reformhauskette Neuform beispielsweise stammt aus biologisch kontrolliertem Anbau.

Der Mohn – eine uralte Nutzpflanze

Der Artname „somniferum" leitet sich aus den lateinischen Wörtern „somnus" = Schlaf und „ferre" = bringen ab und deutet auf die narkotische Wirkung der Pflanze hin, aus deren unreifen Samenkapseln Opium gewonnen wird.

Mohn *(Papaver soniferum)* ist eine der ältesten Kulturpflanzen, die wir kennen. Seine eigentliche Heimat liegt vermutlich in Westasien. Das in Europa und Asien kultivierte Gewächs wurde bereits in der griechischen und römischen Antike zur Ölgewinnung verwendet.

Was steckt im Mohnsamen?

Mohnsamen enthalten bis zu 50 % fettes Öl. Besonders erwähnenswert ist der hohe Anteil an Linolsäure, einer

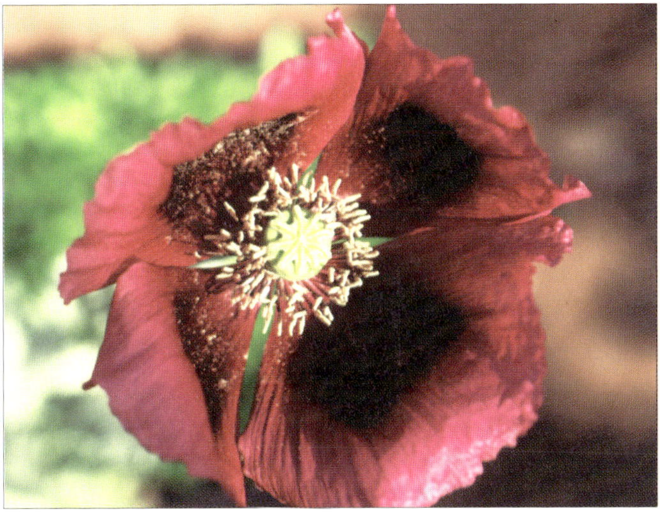

Mohnblüte

essenziellen Fettsäure, die vom menschlichen Organismus nicht selbst gebildet werden kann und daher mit der Nahrung zugeführt werden muss. Ferner enthalten Mohnsamen viele B-Vitamine und haben einen sehr hohen Gehalt an Kalzium (1460 mg pro 100 g), Magnesium (333 mg pro 100 g), Eisen (9,5 mg pro 100 g), Zink (10 mg pro 100 g) und Kupfer (2,2 mg pro 100 g).

Das aus reifen Mohnsamen gewonnene Mohnöl ist nur in ausgesuchten Delikatessengeschäften erhältlich. Wegen seines sehr intensiven Geschmacks sollte es sparsam dosiert werden. Es passt gut an Rohkostgerichte und Salate. Da Mohnöl schnell ranzig wird, sollte es stets im Kühlschrank aufbewahrt werden.

Tipps für die gesunde Küche

Mohnsamen finden Verwendung beim Backen. Einige Rezepte kommen ohne Mohn gar nicht aus, z. B. die süße böhmische Spezialität Germknödel, die zu den österreichischen Nationalgerichten zählt. Dabei werden Hefeknödel, die mit stark süß schmeckendem Zwetschenmus, dem so genannten „Powidl“, gefüllt sind, großzügig mit einer Mischung aus Mohnsamen, zerlassener Butter und Staubzucker bestreut.

Einkaufs- und Lagerungstipps

Mohn ist in Körnern und gemahlen erhältlich. Gemahlener Mohn wird schnell ranzig und sollte daher nur in den benötigten Mengen gekauft werden.

Die Paranuss – gesundes Gehirn- und Nervenfutter

Die Paranuss ist wild wachsend in der Gegend um den Amazonas zu finden und wird daher auch Brasilnuss, brasilianische Kastanie oder Amazonenmandel genannt.

Bei den in Südamerika lebenden Indianern war die Paranuss *(Bertholletia excelsa)* schon immer ein gern gesehener Gast auf der täglichen Speisekarte. Die eigentliche Heimat der Nuss ist der brasilianische Bundesstaat Pará, nach dem sie benannt ist. Aber auch in Venezuela, Bolivien, Peru und Guayana kommt der Baum vor. In Europa wurde die Paranuss im 18. Jahrhundert zum ersten Mal erwähnt.

Circa 50 000 Tonnen Paranüsse werden jährlich auf dem Weltmarkt umgesetzt, wobei der Löwenanteil der Ware aus Brasilien stammt. In Deutschland liegt der jährliche Verbrauch der wegen ihres hohen Nährwertes sehr beliebten Nüsse bei etwa 4000 Tonnen.

Der Paranussbaum erreicht eine imposante Höhe von circa 40 m. Drei Jahrzehnte vergehen, ehe der Baum zum ersten Mal blüht. Aus den Blüten entwickeln sich in zehn bis zwölf Monaten die reifen Früchte. Die kugelige Fruchtschale hat einen Durchmesser von circa 30 cm und ein Gewicht von ungefähr 3 kg. Sie beherbergt, konzentrisch angeordnet, 25 bis 40 Nüsse. Jede dieser Nüsse wiederum weist die für diese Gattung spezifische dreikantige Form und eine harte, holzige Schale auf. Ein braunes Häutchen umgibt den weißen Nusskern und schützt ihn vor schnellem Verderben. In der Zeit von November bis März, wenn die Nüsse reif sind, fällt die Kapselfrucht vom Baum herab, platzt jedoch beim Aufprall nicht auf, da die Schale sehr hart ist. Professionelle Sammler lesen die Früchte auf, ein nicht ganz ungefährliches Unterfangen, wenn man bedenkt, dass ein Baum bis zu 600 Kapseln trägt! Die Ernte wird entweder unter oft abenteuerlichen Bedingungen zu den meist weiter entfernt gelegenen Sammelstellen transportiert oder die Kapseln werden gleich an den Fundstellen geöffnet und die gewaschenen Nüsse in Behältern zu den Sammelstellen gebracht.

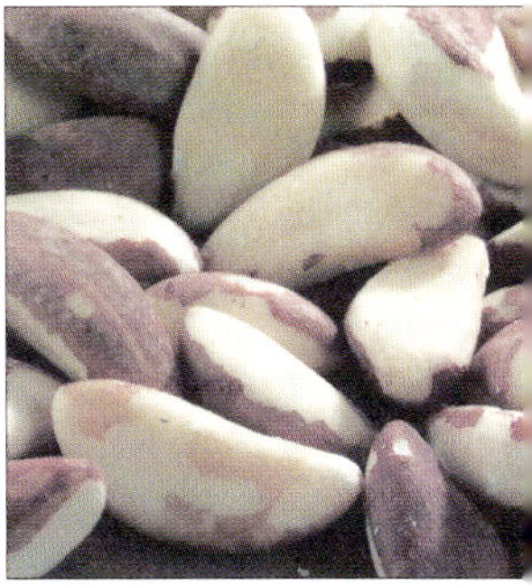

Paranuss

Was steckt in der Paranuss?

Die Paranuss steckt voller lebenswichtiger Vitalstoffe, dennoch sollte man sie nicht über einen längeren Zeitraum in größeren Mengen genießen, da sie eine natürliche Radioaktivität aufweist: Der Paranussbaum bevorzugt nämlich radiumhaltige Böden.

Geradezu sensationell ist der Anteil von 72 % Fett, der sie allerdings für Diätwillige nicht besonders attraktiv macht. Auch der Eiweißgehalt kann sich sehen lassen – immerhin 14 % pro 100 g Nuss, mehr als in einem Hühnerei.

Paranüsse enthalten zudem viele lebenswichtige Mineralstoffe und Spurenelemente wie das Anti-Stress-Mineral Magnesium (160 mg auf 100 g) Phosphor (674 mg pro 100 g), Kalium (644 mg pro 100 g) und Eisen (3,4 mg pro 100 g). An Vitaminen sind in der Paranuss vor allem Vitamin E, B_1 und Biotin enthalten.

Tipps für die Gesundheit

Schwangere und Kleinkinder sollten wegen des relativ hohen Gehaltes an radioaktivem Barium vom Verzehr dieser Nüsse absehen.

Für alle, die unter Konzentrationsschwäche leiden, Prüfungsstress ausgesetzt sind und/oder private und berufliche Belastungen zu bewältigen haben, sind Paranüsse das Nahrungsmittel der Wahl. Die Vitamine der B-Gruppe wirken sich beruhigend auf das angegriffe-

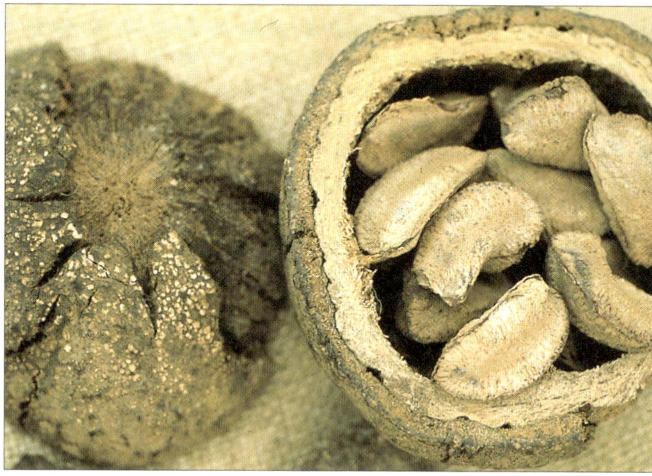

Paranüsse in der Fruchtschale

ne Nervensystem aus, die gute Mischung an Mineralstoffen und Spurenelementen stärkt die Nerven und hilft bei der Regeneration.

Ferner helfen Paranüsse bei Magenbeschwerden wie Magendrücken und Übelkeit. Schon den Seefahrern vergangener Zeiten war diese Wirkung bekannt, deshalb führten sie auf ihren langen Seereisen Paranüsse mit, um gegen die gefürchtete Seekrankheit gewappnet zu sein!

Tipps für die gesunde Küche

Der süßlich-würzige Geschmack erinnert sehr an den der Haselnuss, daher wird die Paranuss als leckerer Knabberartikel geschätzt. In kleinere Stückchen zerteilt, passt sie sehr gut an Obstsalate, Desserts und Müslis. Doch aufgepasst! So lecker und gesund diese Nüsse auch sein mögen, ihr Kaloriengehalt ist gewaltig! Der durchschnittliche Energiegehalt von 100 g Paranüssen beträgt 670 kcal, das entspricht 2831 Kilojoule.

Einkauf und Lagerung

Paranüsse werden – jeweils luftgetrocknet – entweder mit oder ohne Schale angeboten. Beim Kauf sollte man der geschälten Ware den Vorzug geben, da die harte Schale der Paranüsse sich sehr schwer knacken lässt und die Nüsse aufgrund unsachgemäßer Ernte oder Lagerung unter der harten Schale leicht zu schimmeln anfangen und daher gesundheitsschädlich sein können. Wer lieber Nüsse mit Schale kaufen möchte, sollte auf besonders gute Qualität achten, wie sie beispielsweise von der Reformhauskette „Neuform International“ angeboten wird.

Paranüsse, die Schimmel zeigen, dürfen nicht mehr gegessen werden, da es sich um giftige Aflatoxine (Stoffwechselprodukte eines Schimmelpilzes) handelt, die Krebs erregend sind!

Die Pekannuss – schon bei den Indianern beliebt und begehrt

Die Pekannuss *(Carya pecan)* gehört zur Familie der Walnussgewächse, wie man an dem leicht süßlichen Geschmack feststellen kann. Ihre Heimat ist Nordamerika, wo die „Hickorynuss“ einen sehr wichtigen Exportfaktor darstellt. Die Pekannuss erfreut sich wegen ihres hohen gesundheitlichen Wertes und ihres guten Geschmacks großer Beliebtheit, besonders in Amerika. Inzwischen ist sie aber auch in Australien, China, Indien und Südamerika wild wachsend oder in Plantagen angebaut zu finden, wobei die Hauptanbaugebiete in Georgia (USA) und Australien liegen.

Bereits den Indianern war die Pekannuss als Energiespender vertraut. Von ihnen erhielt die Nuss auch ihren Namen, denn das altindianische Wort „peccan“ kann in etwa mit „schwer zu öffnen, mühsam zu knacken“ übersetzt werden.

Der Pekannussbaum erreicht das stolze Alter von durchschnittlich 100 Jahren. Fünf Jahre Geduld muss der Farmer aufbringen, bis der Baum zum ersten Mal Früchte trägt, und insgesamt 15 Jahre dauert es, bis er den vollen Ernteertrag liefern kann. Aus der Blüte bildet sich nach circa sieben Monaten eine Nuss heraus. Diese hat eine dünne, braune, glatte Schale und ähnelt dank ihrer länglichen Form mehr einer Eichel als einer Walnuss, mit der sie eigentlich verwandt ist. Im Herbst beginnt die Erntezeit, die bis in den Februar hinein dauern kann.

Was steckt in der Pekannuss?

Pekannüsse weisen einen geringen Anteil an Natrium, aber einen hohen Anteil an Kalium auf und sind daher für Bluthochdruck-Patienten sehr gut geeignet.

Nicht nur der gute Geschmack, auch die wertvollen Inhaltsstoffe eröffnen der Pekannuss eine immer größer werdende Fangemeinde. Als Hauptinhaltsstoffe sind die Vitamine, hier in erster Linie die der B-Gruppe, zuständig für gute Nerven und Steigerung der Konzentrationsfähigkeit. Pekannüsse enthalten aber auch Vitamin E und Betakarotin (wichtige Radikalfänger). Der Anteil an Mineralstoffen und Spurenelementen muss sich auch nicht verstecken: Auf 100 g essbaren Anteil enthalten Pekannüsse 75 mg Kalzium (wichtig für Knochen und Zähne), 605 mg Kalium (unentbehrlich für Muskeln und Nerven), 140 mg Magnesium (wichtig zum Schutz vor Stress und Herzinfarkt), 5,4 mg Zink (notwendig für die Immunabwehr) und 1 mg Kupfer (unerlässlich für die Blutbildung). Als Schlankmacher kann man die Pekannuss allerdings nicht bezeichnen, denn sie enthält 72 % Fett.

Tipps für die gesunde Küche

Die Pekannuss ist nicht unbedingt etwas für Leute, die abnehmen wollen, denn mit 703 kcal hält sie den absoluten Kalorienrekord unter den Nüssen und Kernen!

Bei den Amerikanern sind Pekannüsse als Knabbergebäck genauso beliebt wie bei uns Erdnüsse. Man reicht sie zu einem Longdrink, verzehrt sie zwischen den Mahlzeiten oder bereichert damit den Teller mit Weihnachtsgebäck.

In der gesunden Küche werden Pekannüsse gerne für verschiedene Rohkostsalate verwendet. Der Klassiker schlechthin ist dabei der beliebte und bekannte Waldorfsalat. Auch klein gehackt über einen frischen grünen Salat gestreut, schmecken diese Nüsse ausgesprochen gut.

Weitere Verwendungsmöglichkeiten finden sie als Bestandteil von Desserts, Eiscremes, Pralinen oder als köstlicher Brotaufstrich in Form eines Nussmuses. Falls zum Kochen oder Backen keine Wal- bzw. Haselnüsse vorhanden sind, sind Pekannüsse ein praktisch gleichwertiger Ersatz.

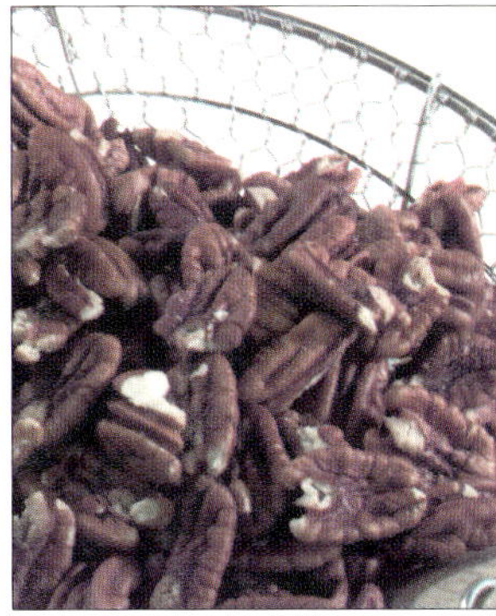

Nüsse, die von wild wachsenden Bäumen stammen, tragen die Bezeichnung „Seedlings"; sie zeichnen sich durch einen besonders aromatischen Geschmack aus. Nüsse aus kultiviertem Anbau werden mit dem Zusatz „Cultivated" versehen und besitzen eine deutlich dünnere Schale.

Einkauf und Lagerung

Pekannüsse werden meist als halbe Kerne angeboten und sind nach Größen sortiert (Mammoth, Junior mammoth, Jumbo, Extra large, Large und Medium). Leider schmecken sie bei unsachgemäßer Lagerung (zu warm!) schnell alt und ranzig. Daher sollte man sich vor dem Kauf die kleine Mühe machen, auf das Abfülldatum zu achten, um sicher zu sein, wirklich frische Ware zu erhalten. Die Kerne sollten in einem luftdicht abgeschlossenen Behälter an einem kühlen Ort aufbewahrt werden.

Und noch ein Tipp: Eine besonders helle Kernfarbe deutet auf eine sehr gute Qualität hin.

Der Pinienkern – nicht nur fürs italienische Pesto unentbehrlich

Fast 20 Jahre muss man warten, bis der Pinienbaum so viele Zapfen aufweist, dass sich die arbeitsreiche Ernte für den Bauern finanziell lohnt.

Die Pinie zählt zur artenreichen Familie der Kieferngewächse und erreicht eine Höhe von bis zu 30 m. Sie kann bis zu 80 Jahre Früchte tragen. Die Ausbeute während dieser Zeit beträgt im Durchschnitt jährlich 2 kg Pinienkerne. Pinien sind an der gesamten Mittel-

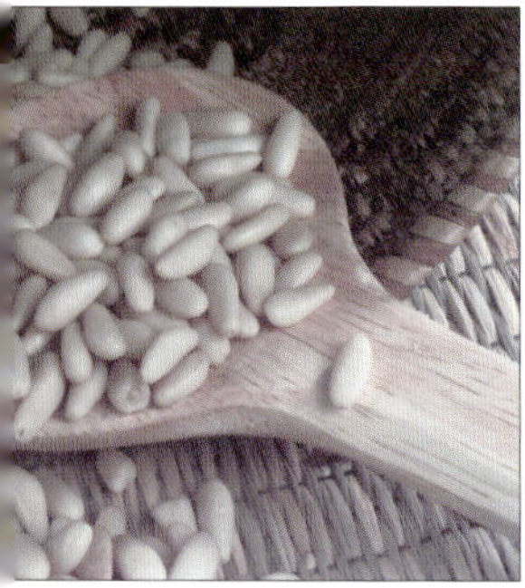

Pinienkerne

meerküste verbreitet, z. B. in Spanien und Italien, aber auch in China und Amerika.

Der Pinienbaum wächst entweder wild oder es werden Wälder angelegt. Die Zapfen benötigen für ihre Entwicklung bis zu drei Jahre. In diesen Zapfen, umgeben von einer sehr harten Schale, ruhen die kleinen, weichen, flachen weißen Kerne. Ist der Zapfen reif, öffnet er sich und der Same kann herausfallen. Eine andere Erntemethode ist das Abschlagen der reifen Zapfen mit langen Stäben. Nachdem die Kerne geschält und gewaschen wurden, werden sie für den Transport in luftdurchlässige Behälter verpackt.

Was steckt im Pinienkern?

Pinienkerne haben einen sehr hohen Fettanteil (60 g pro 100 g Kerne) und enthalten viel Vitamin B_1 und Biotin. Bei den Mineralstoffen ist vor allem der hohe Gehalt an Phosphor, Magnesium, Eisen und Kupfer erwähnenswert.

Tipps für die gesunde Küche

Pinienkerne schmecken noch würziger und aromatischer, wenn man sie kurz ohne Fett in einer beschichteten Pfanne anröstet. (Das gilt übrigens auch für Sonnenblumenkerne und Sesamsamen.)

Pinienkerne sind ein köstlicher Knabberartikel, den man roh genießt. Aber auch als Backzutat, als Mandelersatz oder auf das Gemüse gestreut schmecken die Kerne mit dem mandelartigen, feinen, leicht süßen Aroma köstlich. Oder man röstet sie kurz an und gibt sie dann über einen frischen grünen oder gemischten Salat.

Der Klassiker schlechthin für die Verwendung von Pinienkernen heißt Pesto, eine italienische Soße, die aus Ligurien stammt und dort in drei verschiedenen Gerichten verwendet wird: als kleine Insel in einer Minestrone

(Gemüsesuppe), als Beilage zu Trenette (flachen Spaghetti aus Ligurien) oder als Soße zu Trofie (genuesischen Gnocchi).

Der Name Pesto leitet sich vom italienischen „pestare" = zerdrücken ab, denn die Pinienkerne und anderen Zutaten werden in einem Marmormörser fein zerstampft. Das Rezept dazu finden Sie auf *Seite 93.*

Einkauf und Lagerung

Pinienkerne werden manchmal mit, vorzugsweise aber ohne Schale angeboten. Der relativ hohe Preis erklärt sich zum einen durch den sehr niedrigen Ernteertrag pro Zapfengewicht (nur circa 4 %), zum anderen durch die hohen Qualitätsanforderungen hinsichtlich Geschmack, Farbe und Größe der Kerne. Zum Export gelangen auch nur ungebrochene Kerne. Pinienkerne sind bei uns in Reformhäusern, gut sortierten Supermärkten und Bioläden erhältlich. Geschälte Pinienkerne soll man nicht länger als drei Monate aufbewahren, da sie wegen ihres hohen Fettgehalts leicht ranzig werden können.

Die Pistazie – gesunder grüner Energiespender

Die ursprüngliche Heimat der seit dem Altertum bekannten und als Nahrungsmittel geschätzten Pistazie *(Pistacia vera)* liegt vermutlich in Syrien und im Iran. Heute befinden sich die Hauptanbaugebiete in den Ländern des Mittelmeerraumes (unter anderem Spanien, Tunesien), im Iran und in Amerika.

Der kleine, immergrüne Pistazienbaum trägt nur alle zwei Jahre Früchte. Diese Steinfrüchte haben eine dünne, holzige, bis zu 2 cm lange, glatte Samenschale, die einen meist dreikantigen, grünlichen bis violetten Samenkern schützt. Im September, wenn die Schale leicht aufspringt, ist die Erntezeit der mandelähnlichen Nuss, die

Pistazien weisen von allen Nüssen den höchsten Kaliumgehalt, nämlich 1020 mg auf 100 g Nüsse, auf.

ein kräftig süß-würziges Aroma hat. Die neue Ernte ist ab Oktober in den Läden erhältlich.

Was steckt in der Pistazie?

Die Pistazie hat einen hohen Fettgehalt (über 50 %), mit einem großen Anteil an ungesättigten Fettsäuren. Extrem hoch ist auch der Eiweißanteil mit circa 20 %. Weitere wertvolle Inhaltsstoffe der gesunden Nuss sind Vitamine – unter anderem Vitamin C (7 mg auf 100 g Nüsse), Vitamin B_1 und Biotin – und Mineralstoffe (vor allem Kalium, Magnesium, Eisen und Kupfer).

Das in der Pistazie enthaltene Lezithin erhöht die Denk- und Merkfähigkeit.

Tipps für die gesunde Küche

Pistazien – ungeschält, geröstet und gesalzen – sind eine beliebte Knabberei. Frisch und ungesalzen werden sie unter anderem für Speiseeis (Pistazieneis), in der Fleischwarenindustrie (Mortadella-Wurst), für Gebäck und zum Kochen verwendet. Frische, gehackte Kerne passen sehr gut an diverse Desserts, über Salate oder an Müslis; die ganzen Kerne dienen als essbare Dekoration von Speisen aller Art.

In der gesunden Küche werden Pistazienkerne gern anstelle von Mandeln verwendet.

Einkauf und Lagerung

Pistazien werden roh, ungeschält, geschält, geröstet und gesalzen angeboten. Leider sind die leckeren Knabbereien des Öfteren negativ in die Schlagzeilen geraten. Schuld daran ist ein Schimmelpilz namens Aspergillus flavus, der sich gern in ölhaltigen Nahrungsmitteln ansiedelt und Krebs erregende Substanzen enthält, die so genannten Aflatoxine. Aflatoxine können Leberschäden verursachen und zählen zu den am stärksten Krebs auslösenden (karzinogenen) Stoffen. Selbst durch starkes Salzen oder Rösten können diese giftigen Schimmelpilze nicht abgetötet werden. Aspergillus flavus siedelt sich entweder durch falsche Lagerung an oder entsteht beim Transport. Die ideale Aufbewahrungstemperatur bei dieser schnell ranzig werdenden Ware beträgt 0 °C. Da die Säcke per Schiff transportiert werden, kann es passieren, dass sie an einer Seite feucht werden – ideales Ansiedlungsgebiet des gefährlichen Schimmelpilzes!

Seit dem 1. 1. 1999 gilt in Europa eine Verordnung, in der Grenzwerte für Aflatoxine festgelegt wurden. Es empfiehlt sich, nur Nüsse aus europäischen Ländern oder Ware aus kontrolliert biologischem Anbau zu kaufen. Pistazien aus kontrolliert ökologischem Anbau stammen oft aus Sizilien (Pistazienkerne der Firma Neuform International), dem Iran (Pistazien mit Schale der Firma Neuform International) und aus der Türkei (Firma Rapunzel). Bei dieser Ware wird jede Pistazie mit einem Hammer angeschlagen, damit der uns vertraute Schlitz entsteht.

Bei der Firma Rapunzel (in Bioläden erhältlich) z. B. werden die Nüsse trocken gelagert; die Ware wird handverlesen und es werden verschärfte Kontrollen durchgeführt.

Einmal geöffnete Packungen mit geschälten, ungesalzenen Pistazien sollten Sie nicht zu lange aufbewahren, da die Nüsse durch lange Aufbewahrung ihre schöne grüne Farbe verlieren und leicht ranzig werden können.

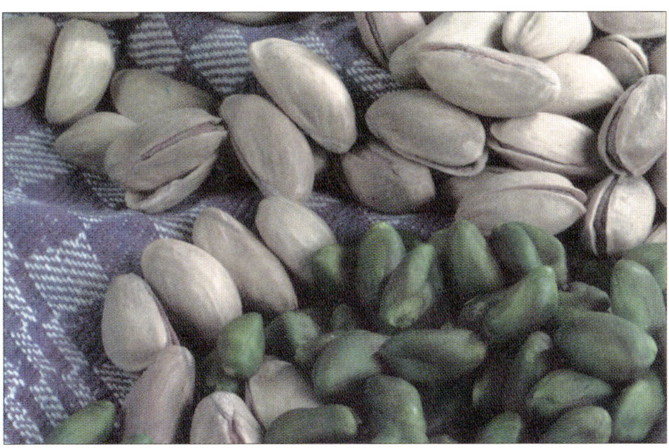

Pistazien

Sesam – die kleinen Körnchen, die es in sich haben

Der Sesam *(Sesamum indicum)* kann auf eine lange Geschichte zurückblicken. In Ägypten wurde Sesamöl für die Zubereitung von Speisen bereits 2000 v. Chr. verwendet. Die einjährige Pflanze wird circa 1,5 m hoch und hat eine tief in den Boden wachsende Pfahlwurzel, durch die die Pflanze mit ausreichend Nährstoffen versorgt wird. Bereits nach zwei Monaten ab Aussaat beginnt die Pflanze zu blühen. Circa drei Monate dauert es, bis sich die Fruchtknoten entwickelt haben, in denen zahlreiche Samen sitzen. Der frisch getrocknete Same hat einen leicht nussigen Geschmack, der sich durch den Röstvorgang verstärkt. Die Farbpalette der Samenfarben reicht von Beige über Schwarz bis hin zu Hellbraun oder Rot.

Sesam wird zum größten Teil in Indien, Korea und China angebaut, stammt aber auch aus tropischen Gegenden Afrikas.

Was steckt im Sesam?

In den Samen ist bis zu 63 % Öl enthalten. Der Eiweißgehalt beträgt 17,7 %. Ferner enthält der Sesam reichlich Kalzium, Magnesium, Phosphor, Eisen, Zink und Kupfer. Was den Vitamingehalt angeht, stechen vor allem Vitamin B_1, Niacin und Biotin hervor.

Tipps für die Gesundheit

In der traditionellen chinesischen Medizin, in der man hauptsächlich die weißen und schwarzen Samen verwendet, wird Sesam unter anderem zur Behandlung von Verstopfung, Haarausfall und zur äußerlichen Behandlung von Hautkrankheiten (z. B. Neurodermitis) eingesetzt.

Aus der indischen ayurvedischen Heilmedizin stammt der Tipp, Sesamöl bei Massagen als stoffwechselaktivierendes und ausleitendes Mittel einzusetzen. Bei Husten, Halsbeschwerden und Bronchitis hilft es, wenn man sich den Brustbereich mit warmem Sesamöl einreibt.

Je dunkler die Farbe des Sesamöls ist, desto stärker ist der Geschmack, daher sollte man dieses Öl nur sparsam verwenden.

Tipps für die gesunde Küche

Der Naturkosthandel bietet eine große Auswahl an Sesamprodukten für die gesunde Küche an, z. B. Sesamöl als Salatsoße und zum Kochen oder Braten. Man sollte es aber nur vorsichtig erhitzen, damit die wertvollen Inhaltsstoffe nicht verloren gehen! Die dunkleren Öle schmecken stark nussig und sollten etwas sparsamer verwendet werden.

„Gomasio" ist ein Würzmittel aus geröstetem Sesam, Meersalz und anderen Gewürzen, das zur Verfeinerung von Gemüse, Getreidespeisen oder als Müslizusatz verwendet werden kann. Man kann es in Bioläden kaufen.

„Tahini" ist ein vielseitig verwendbares, ungesalzenes Mus aus Sesam, das als Brotaufstrich oder als Soßenzusatz dient und unter anderem in Reformhäusern (von der Firma Rapunzel) und Asienläden erhältlich ist. Die Firma Rapunzel liefert bislang das einzige Sesammus, das aus 100 % kontrolliert biologischem Anbau stammt. Es setzt sich je zur Hälfte aus ungeschälten und geschälten Sesamsamen zusammen, die vor der Vermahlung noch angeröstet werden.

Berühmt ist die türkische Süßspeise Halva aus gerösteten Sesamsamen, Zucker und Honig. Sesamkörner werden ferner als gesunde Zutat vieler Backartikel (z. B. Sesambrötchen) verwendet oder in gerösteter Form über Gemüse und Salate gestreut.

Einkauf und Lagerung

Bei den rein weißen Sesamsamen wurde mithilfe eines chemischen Lösungsmittels die braune Schale entfernt und damit bewusst der Gehalt wertvoller Nährstoffe aus optischen Gründen reduziert. Daher ist der Kauf dieser Ware nicht zu empfehlen.

Beim Kauf von Sesamöl sollte auf Produkte geachtet werden, deren Zutaten aus kontrolliert biologischem Anbau stammen und für deren Herstellung ungeschälter Sesam verwendet wurde.

Sonnenblumenkerne – nahrhaft und lecker

Bereits im 3. Jahrtausend v. Chr. war die Sonnenblume *(Helianthus annuus)* als Nutzpflanze bekannt, z. B. bei den Indianern Nordamerikas. Von den Puebloindianern weiß man, dass sie aus den Sonnenblumenkernen Mehl bereiteten, um daraus nahrhafte Brotfladen zu backen.

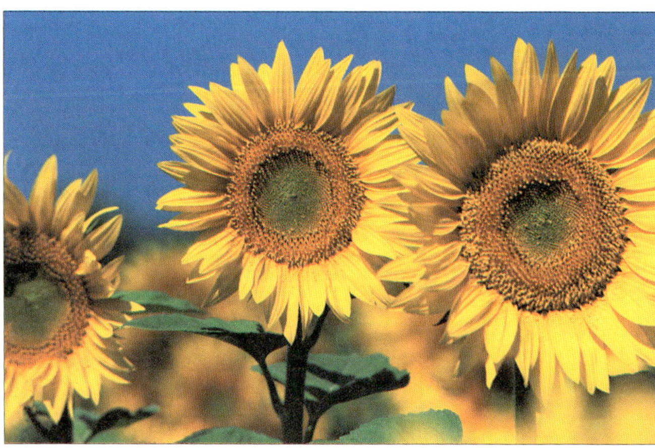

Die Sonnenblume richtet ihr Wachstum und ihre Drehungen immer nach dem Sonnenlicht aus. Daher schauen auf einem Feld alle Pflanzen stets in ein und dieselbe Richtung.

Das aus den Kernen gewonnene Sonnenblumenöl diente der Haar- und Hautpflege und wurde zur Herstellung von Farben verwendet.

In Europa wurde die Sonnenblume erst im 16. Jahrhundert ansässig, zunächst nur als Zierpflanze. Erst zu Beginn des 19. Jahrhunderts begann man sie zur Gewinnung des wertvollen Öls heranzuziehen.

Der Blütenkorb der Sonnenblume hat einen Durchmesser von circa 20 cm oder sogar noch mehr und enthält zahlreiche kleine Blüten, aus denen sich später die Sonnenblumenkerne entwickeln. Die gelben Randblüten locken mit ihrer schönen, leuchtenden Farbe bestäubende Insekten an.

Was steckt im Sonnenblumenkern?

Der geschälte Kern hat einen Fettgehalt von rund 50 %, wovon circa 65 % auf mehrfach ungesättigte Linolsäure und circa 25 % auf einfach ungesättigte Ölsäure entfallen. Dank ihres hohen Anteils an Lezithin sind die Kerne eine gute Gehirnnahrung. Ferner sind sie reich an essenziellen Aminosäuren und weisen einen hohen Gehalt an Mineralstoffen wie Kupfer, Magnesium, Eisen und Zink auf. Bei den Vitaminen sind im Besonderen die Vitamine der B-Gruppe zu nennen. Ziemlich hoch ist mit 21,8 mg pro 100 g auch der Vitamin-E-Gehalt der Sonnenblumenkerne.

Tipps für die gesunde Küche

Sonnenblumenkerne sind eine nahrhafte, leckere Knabberei und schmecken sehr gut im Frühstücksmüsli. Sie werden auch für den Backteig von Vollkornbrot verwendet oder verfeinern einen frischen Gartensalat: ein-

Auch für die Herstellung von Margarine werden Sonnenblumenkerne verwendet.

fach nur einige Kerne über den Salat streuen! Besonders wertvoll für die Naturkost ist das Öl, das aus den reifen Kernen der Sonnenblume gewonnen wird. Dieses kaltgepresste Öl ist reich an ungesättigten Fettsäuren und Vitamin E, es sollte allerdings nicht über 160 °C erhitzt werden! Sonnenblumenöl eignet sich hervorragend für Salatmarinaden und passt sehr gut an Rohkostgerichte.

Einkauf und Lagerung

Sonnenblumenöl sollte unter genauer Kontrolle der Temperatur mechanisch gepresst worden sein, und zwar unter Verwendung unvermischter Rohstoffe. Das Ergebnis ist ein Speiseöl, das wirklich noch nach Sonnenblumenkernen schmeckt.

Um kein Risiko einzugehen, sollte beim Kauf von Sonnenblumenkernen und -öl auf Ware geachtet werden, die aus kontrolliert biologischem Anbau stammt. Bei herkömmlichem Sonnenblumenöl stammen die Ölsaaten nicht aus kontrolliert biologischem Anbau. Durch die chemische Extraktion kann das Öl unerwünschte Stoffe (z. B. Lösungsmittel) enthalten. Bei der Behandlung mit Chemikalien und hohen Temperaturen können wichtige Inhaltsstoffe, z. B. Lezithin oder fettlösliche Vitamine, reduziert werden bzw. verloren gehen.

Da es sich bei Sonnenblumenölen aus kontrolliert biologischem Anbau um native Speiseöle handelt, die unter die Rubrik lebendige Nahrungsmittel fallen, ist ihre Haltbarkeit begrenzt. Angebrochene Ölflaschen sollten daher unbedingt im Kühlschrank aufbewahrt werden!

Die Walnuss – stärkt Nerven und Konzentrationsfähigkeit

Bei Ausgrabungen in Pompeji wurden Walnussschalen gefunden, die in ihrer Größe fast den heute kultivierten entsprachen.

Die Walnuss *(Juglans regia)* stammt ursprünglich aus dem Iran und dem Hochland Zentralasiens und blickt auf eine jahrtausendealte Geschichte zurück. Bereits in der Steinzeit wurden Walnüsse für den Verzehr gesammelt,

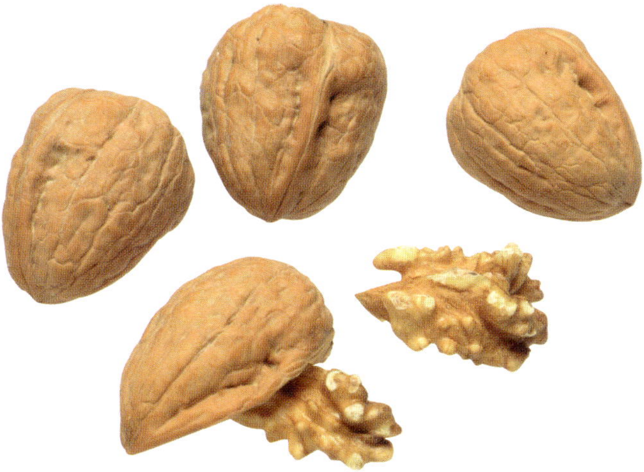

wie Funde beweisen. Den Römern haben wir die Verbreitung des Walnussgewächses in ganz Europa zu verdanken, die Spanier brachten die Pflanze nach Amerika. Heute werden Walnüsse in vielen Ländern der Welt angebaut, z. B. in Frankreich, Italien und China. Der Löwenanteil jedoch, nämlich die Hälfte der gesamten Welternte, stammt aus Kalifornien, wo die kurzstämmigen Bäume ideale klimatische Bedingungen vorfinden. Die jährliche Erntemenge beträgt dort 250 000 Tonnen!

Die Walnuss ist wie die Mandel eine Steinfrucht, deren harte Schale zwei unregelmäßig geformte Nusshälften schützt. Diese Hälften sind von einer dünnen Samenhaut umgeben. Am Baum ist die Nuss von einer fleischigen grünen Fruchtschale umschlossen, die beim Abfallen vom Baum zerplatzt. Ende September bis Anfang Oktober ist Erntezeit. Die Nüsse werden entweder mit Schüttelmaschinen oder durch Anschlagen der Äste mit Stangen geerntet. Nach dem Einsammeln werden sie von der äußeren Schale und von Schmutz und Fasern befreit. Es folgt der Trockenvorgang, der entweder in der Sonne

In Deutschland werden Walnüsse oft in klimatisch begünstigten Weinbaugegenden kultiviert. Diese Kombination entstand nicht ohne Grund. Früher hat man nach reichlichem Genuss von Wein gerne Walnüsse gegessen, um wieder nüchtern zu werden.

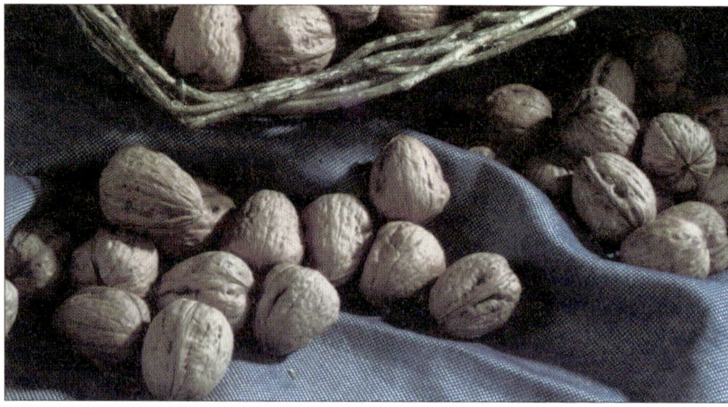

Walnüsse – ideal zur Stärkung der Nerven und Steigerung der Konzentration

oder in geheizten Räumen bei 25 °C stattfindet. Durch Ventilatoren wird sozusagen „die Spreu vom Weizen getrennt", d. h., die gesunden Nüsse werden von den „tauben" (wurmstichigen) getrennt.

Was steckt in der Walnuss?

Der Fettgehalt der Walnuss beträgt circa 66 % und besteht aus mehrfach ungesättigten Fettsäuren. Weitere wichtige Inhaltsstoffe sind Vitamin E (rund 6 mg pro 100 g Nüsse), Vitamin B_6, Biotin und Magnesium. Wegen des hohen Gehalts an Eiweiß werden viele Gerichte in der vegetarischen Küche mit Walnüssen zubereitet.

Tipps für die Gesundheit

Studien einer kalifornischen Universität wiesen die cholesterinsenkende Wirkung von Walnüssen nach.

Aus Großmutters gesunder Küche stammt der folgende Tipp zur Stärkung der Nerven und Steigerung der Konzentrationsfähigkeit: Essen Sie am ersten Tag eine geschälte Walnuss, und zwar gleich nach dem Aufstehen auf nüchternen Magen. Am nächsten Tag zwei Nüsse, am dritten drei usw., bis Sie bei 25 Nüssen pro Tag angelangt sind. Ab diesem Tag zählen Sie rückwärts, d. h., Sie essen am nächsten Tag nur noch 24 Stück, dann 23 usw., bis Sie wieder bei einer Nuss pro Tag auf nüchternen Magen angelangt sind.

Achtung: Während dieser Walnusskur sollten Sie versuchen, die übrige Kalorienzufuhr zu reduzieren, damit Sie keine unerwünschten Pfunde ansetzen!

Tipps für die gesunde Küche

Frisch geerntete, unbehandelte Nüsse sind in Weinbaugebieten eine gesunde Spezialität, die zum Wein gereicht wird. Zuvor wird die dünne Haut vom Kern entfernt. Die unreifen, noch grünen Walnüsse werden als Pickles in Weinessig eingelegt und bevorzugt für fernöstliche Gerichte verwendet. Die Nüsse passen sehr gut an Obstsalate, dienen der Verzierung von grünen Blattsalaten und sind eine wichtige Zutat für den Waldorfsalat. Aber auch in diversen Käsesorten, an Desserts, Kuchen oder im Eis macht sich die Walnuss hervorragend. Klein gehackt und mit Mayonnaise vermischt ergibt sie einen herzhaften Brotaufstrich. Walnüsse können auch zu Walnussöl verarbeitet werden, das reich an mehrfach ungesättigten Fettsäuren ist. Das Öl hat einen nussig-würzigen Geschmack und passt gut an Salate. Walnussöl sollte stets im Kühlschrank aufbewahrt und nicht erhitzt werden.

Walnussöl ist eine gesunde Ölrarität und daher nur in Bioläden, Delikatessengeschäften oder Reformhäusern erhältlich. Beim Kauf ist auf kaltgepresstes Öl zu achten, dessen Zutaten aus kontrolliert biologischem Anbau stammen.

Einkauf und Lagerung

Walnüsse werden geschält und ungeschält angeboten. Aus Kalifornien stammen unter anderem die bekannten Sorten „Hartley“, „Serr“, „Ashley, „Eureka“ und „Vina“, wobei die führende Sorte „Hartley“ und „Jumbo-Hartley“ ist, eine große Nuss mit flacher Basis. Ungebleichter Ware sollte der Vorzug gegeben werden, da die Schale dann frei von chemischen Bleichsubstanzen ist.

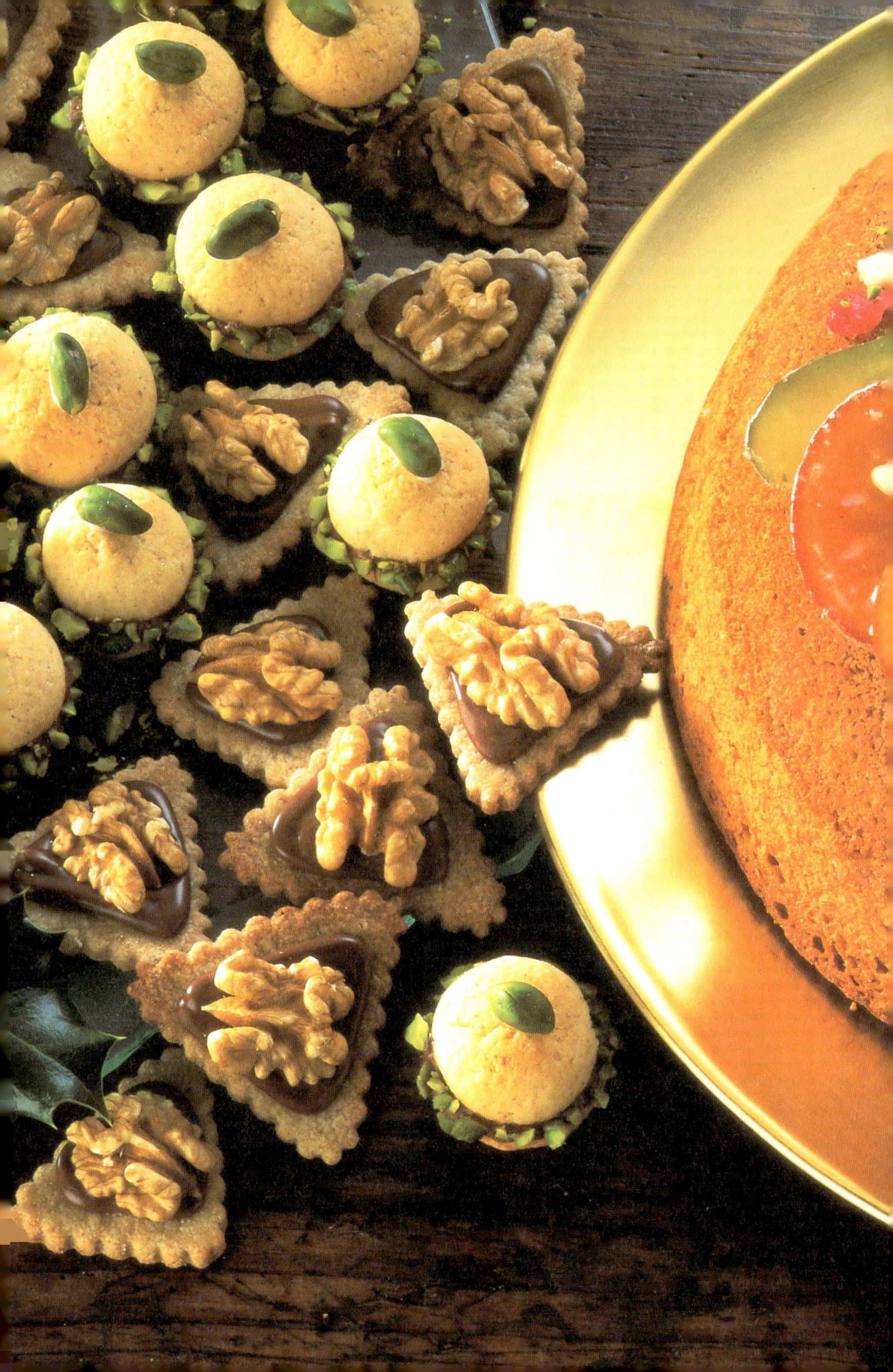

Leckeres mit Nüssen und Kernen

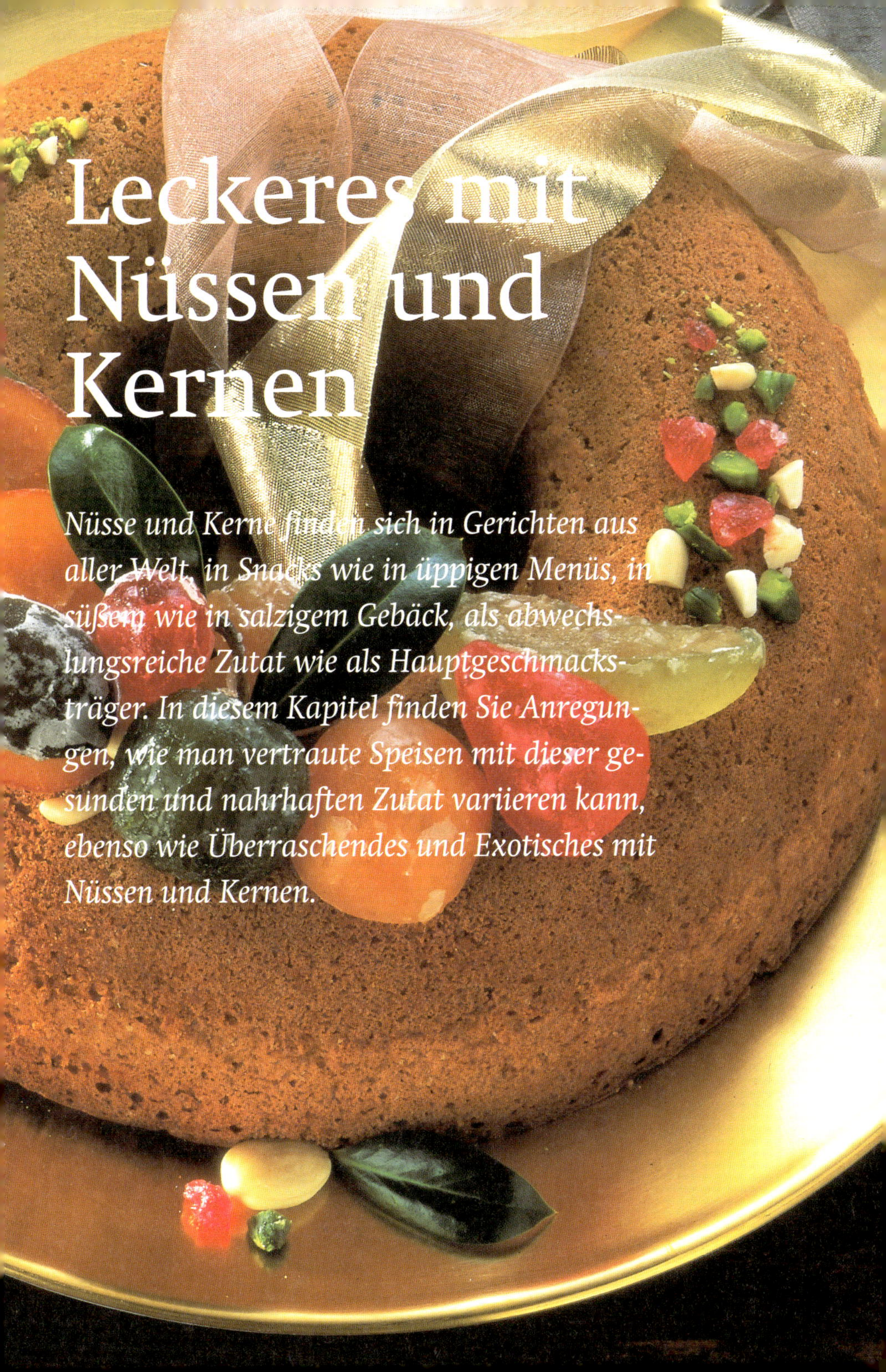

Nüsse und Kerne finden sich in Gerichten aus aller Welt, in Snacks wie in üppigen Menüs, in süßem wie in salzigem Gebäck, als abwechslungsreiche Zutat wie als Hauptgeschmacksträger. In diesem Kapitel finden Sie Anregungen, wie man vertraute Speisen mit dieser gesunden und nahrhaften Zutat variieren kann, ebenso wie Überraschendes und Exotisches mit Nüssen und Kernen.

Frühstück

Kernige Fruchtriegel

Zutaten für etwa 20 Riegel:
30 g Butter
30 g Zucker
100 g Honig
1 TL Zitronensaft
200 g Vollkorn-Haferflocken
30 g Haselnüsse, grob gehackt
30 g Sonnenblumenkerne
30 g getrocknete Pflaumen
30 g getrocknete Birnen
30 g getrocknete Aprikosen
30 g Rosinen

Die Fruchtriegel lassen sich in einer gut verschließbaren Dose an einem kühlen und dunklen Ort eine ganze Weile aufbewahren.

- Butter zusammen mit Zucker und Honig in einem Kochtopf schmelzen.
- Zitronensaft, Haferflocken, Haselnüsse und Sonnenblumenkerne zu der geschmolzenen Butter hinzufügen und unter ständigem Umrühren goldbraun rösten.
- Die getrockneten Pflaumen, Birnen und Aprikosen in kleine Würfel schneiden und zusammen mit den Rosinen unter die Masse rühren.
- Ein Backblech mit Backpapier auslegen und die Nuss-Frucht-Masse gleichmäßig darauf verstreichen. Auf mittlerer Ebene im vorgeheizten Backofen bei ca. 150 °C 10–15 Minuten lang trocknen.
- Die hart gewordene Mischung in Riegel schneiden (am besten noch warm, dann schneidet es sich leichter) und abkühlen lassen.

▶ *Kernige Fruchtriegel*

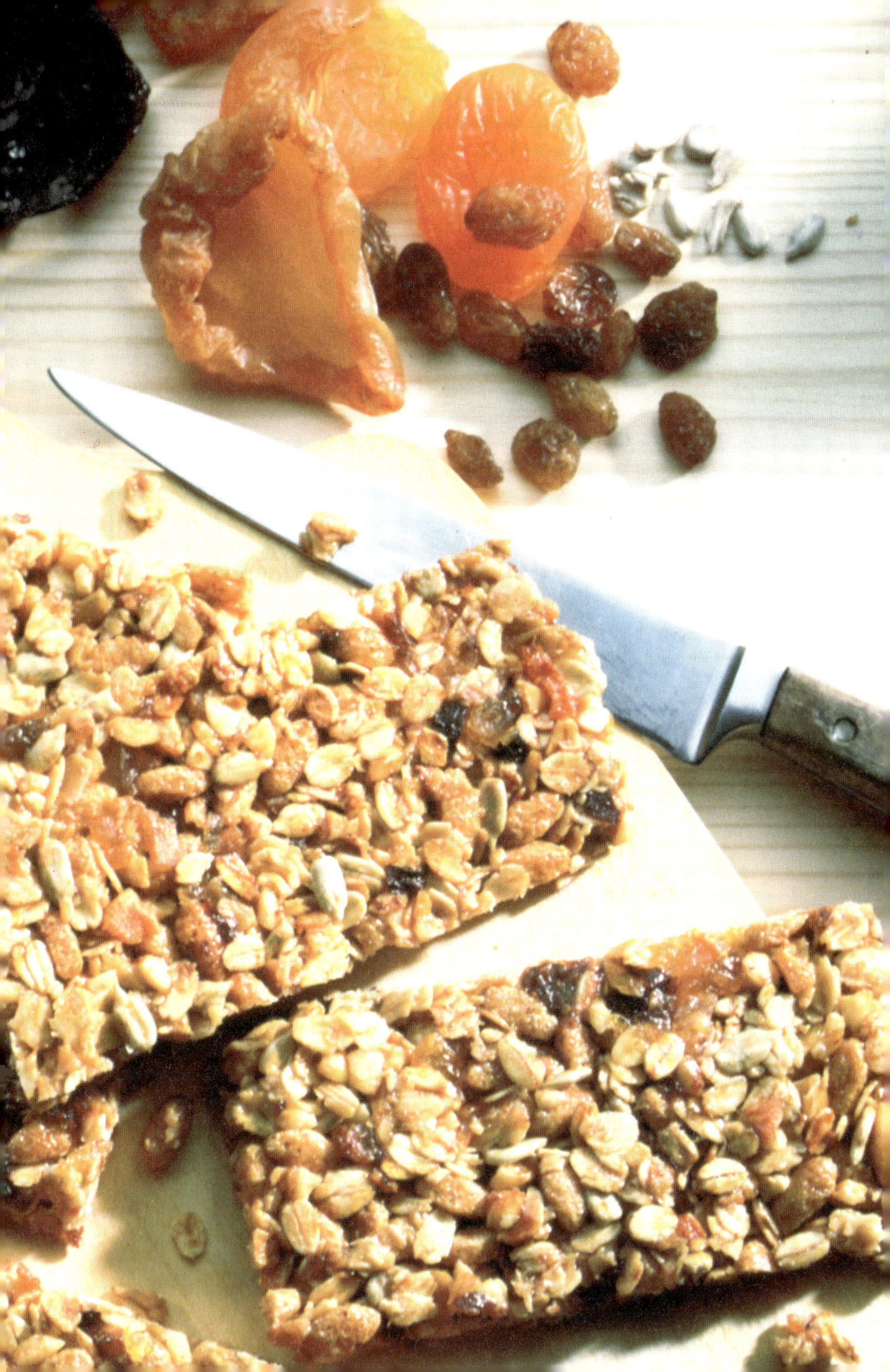

Kürbiskernbrot mit Eibutter und Kräuterquark

Zutaten für vier Schnitten:
1 Knoblauchzehe
60 g Butter
2 hart gekochte Eigelb
2 TL Senf
Salz und Pfeffer
1 Bund Radieschen
etwas Zitronensaft
4 Scheiben Kürbiskernbrot
1 Packung Kräuterquark
1 kleines Stück Salatgurke

▼ *Das abwechslungsreich belegte Kürbiskernbrot: ein gesunder, nahrhafter und schmackhafter Einstieg in den Tag.*

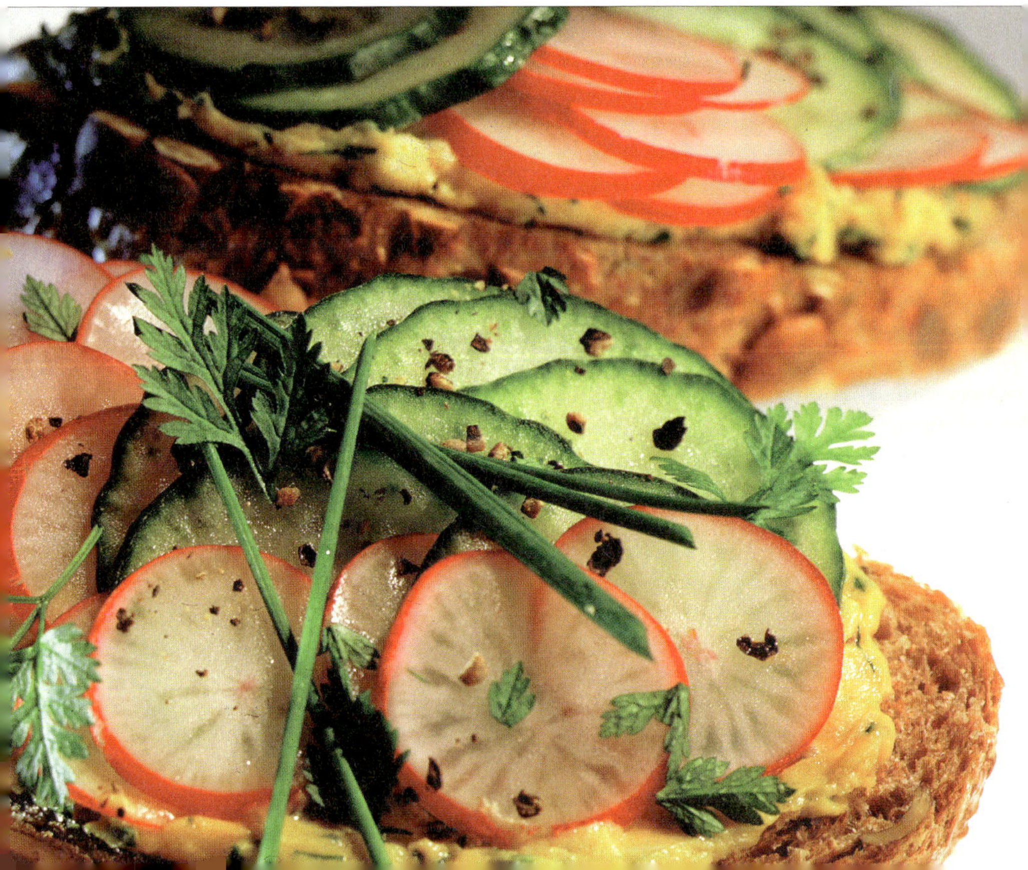

- Die Schüssel für die Butter mit der Knoblauchzehe ausreiben. Die weiche Butter mit einem Schneebesen schaumig schlagen.
- Die Eigelb durch ein Sieb streichen, zusammen mit dem Senf zur Butter geben und gut verrühren. Mit Salz, Pfeffer und einem Spritzer Zitronensaft abschmecken.
- Die Radieschen und die Salatgurke waschen, putzen und in dünne Scheiben schneiden.
- Die Kürbiskernbrotscheiben mit der Eibutter bestreichen, den Kräuterquark darauf verteilen.
- Zum Schluss das Brot mit dünn geschnittenen Radieschen- und Gurkenscheiben belegen.

Exoten-Müsli

Zutaten für vier Personen:
$^1/_2$ Mango
2 Scheiben Ananas
4 EL Pinienkerne
400 g Joghurt
4 EL Honig
7–8 EL Haferflocken

Sie können eine frische Ananasscheibe nehmen oder auch eine aus der Dose, dann am besten ungezuckert.

- Mango ebenso wie die Ananas in mundgerechte Stücke schneiden. Mit Pinienkernen vermischen und in eine Dessertschale geben.
- Joghurt mit Honig verquirlen und über die Früchte gießen. Haferflocken hinzufügen und servieren.

Simit – türkische Sesamhörnchen

Zutaten für sechs Stück:
1 gestrichener TL Trockenhefe
300 g Mehl
50 g Butter (alternativ Margarine)
1 gestrichener TL Salz
1 EL Olivenöl
2–3 EL Milch
2–3 EL Wasser
1 Ei
1 Eigelb
1–2 EL Sesam

Im Orient ist Sesam eine beliebte Zutat zu allerlei Gebackenem.

- Die Trockenhefe mit 1–2 EL Wasser vermischen. Mehl, Butter (ziemlich weich oder zerlassen), Salz, Olivenöl, Milch, Wasser und das Ei mit der Hefe verrühren, bis ein Teig entstanden ist. Den Teig an einem warmen Ort zugedeckt eine Stunde lang gehen lassen.
- Aus dem Teig Halbringe formen, mit Eigelb bestreichen und mit Sesam bestreuen. Im vorgeheizten Ofen bei 180–200 °C 20–30 Minuten goldbraun backen.

Kerniges Hüttenfrühstück

Zutaten für vier Personen:
400 g Hüttenkäse
4 TL Honig
1 Apfel
2 Apfelsinen
4 EL Rosinen
8 EL Vollkorn-Haferflocken
40 g Cashewnüsse

Fügen Sie noch etwas Milch hinzu, wenn das Hüttenfrühstück zu trocken wird.

- Hüttenkäse auf vier Müslischalen verteilen und jeweils einen Teelöffel Honig hinzufügen. Den Apfel schälen und auf den Hüttenkäse reiben. Zusammen mit dem Honig unter den Käse ziehen.
- Apfelsinen ebenfalls schälen und Filets herauslösen. Orangenfilets mit Rosinen auf den angerührten Hüttenkäse geben. Mit den Vollkorn-Haferflocken und Cashewnüssen bestreut servieren.

▼ *Getreide, Obst und Nüsse: vollwertiges Frühstück für einen aktiven Tag.*

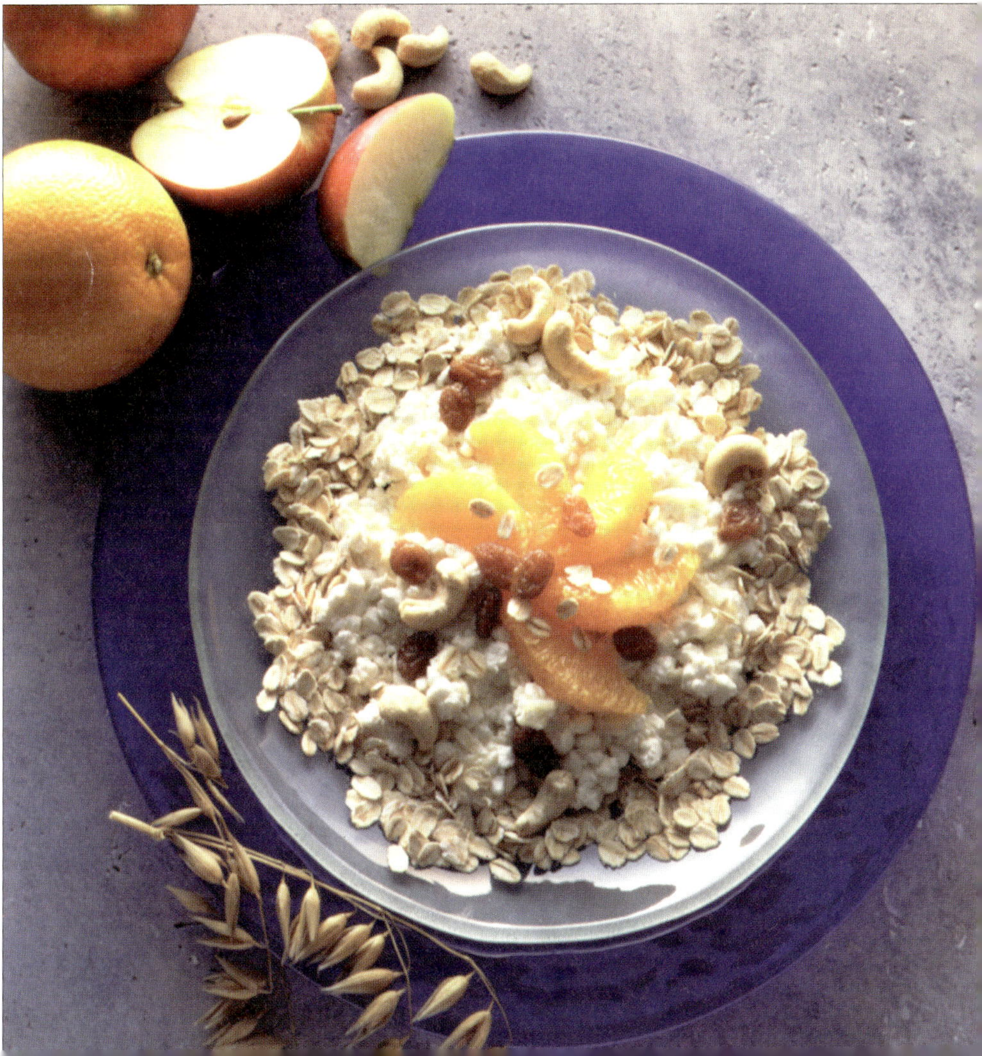

Salate, Suppen und kleine Happen

Bunter Salat mit Sesam-Vinaigrette

Zutaten für vier Personen:
2 große Möhren
200 g Sojasprossen
4 Lauchzwiebeln
1 Kopf Friséesalat
4–5 EL Salatöl
3–4 EL Sesamsamen
2 EL Balsamico-Essig
2 EL Zitronensaft
1 Msp. Salz
1 Msp. Pfeffer aus der Mühle
1 Msp. Zucker

Ölsaaten und Nüsse sind eine sinnvolle Zutat zu Salaten.

- Die Möhren schälen, waschen und raspeln. Die Sojasprossen abspülen und abtropfen lassen. Die Lauchzwiebeln putzen, waschen und in feine Ringe schneiden. Den Salat putzen, waschen, in mundgerechte Stücke zupfen.
- 1 EL Öl in einer Pfanne erhitzen und den Sesam darin anrösten. Essig, Salz, Pfeffer, Zucker und Zitronensaft miteinander verrühren, das restliche Öl darunter schlagen. Dann den Sesam unterheben und etwas von den grünen Lauchzwiebelringen zugeben.
- Alle Salatzutaten vorsichtig vermengen und auf Tellern anrichten. Die Sesam-Vinaigrette extra dazureichen.

▶ Bunter Salat mit Sesam-Vinaigrette

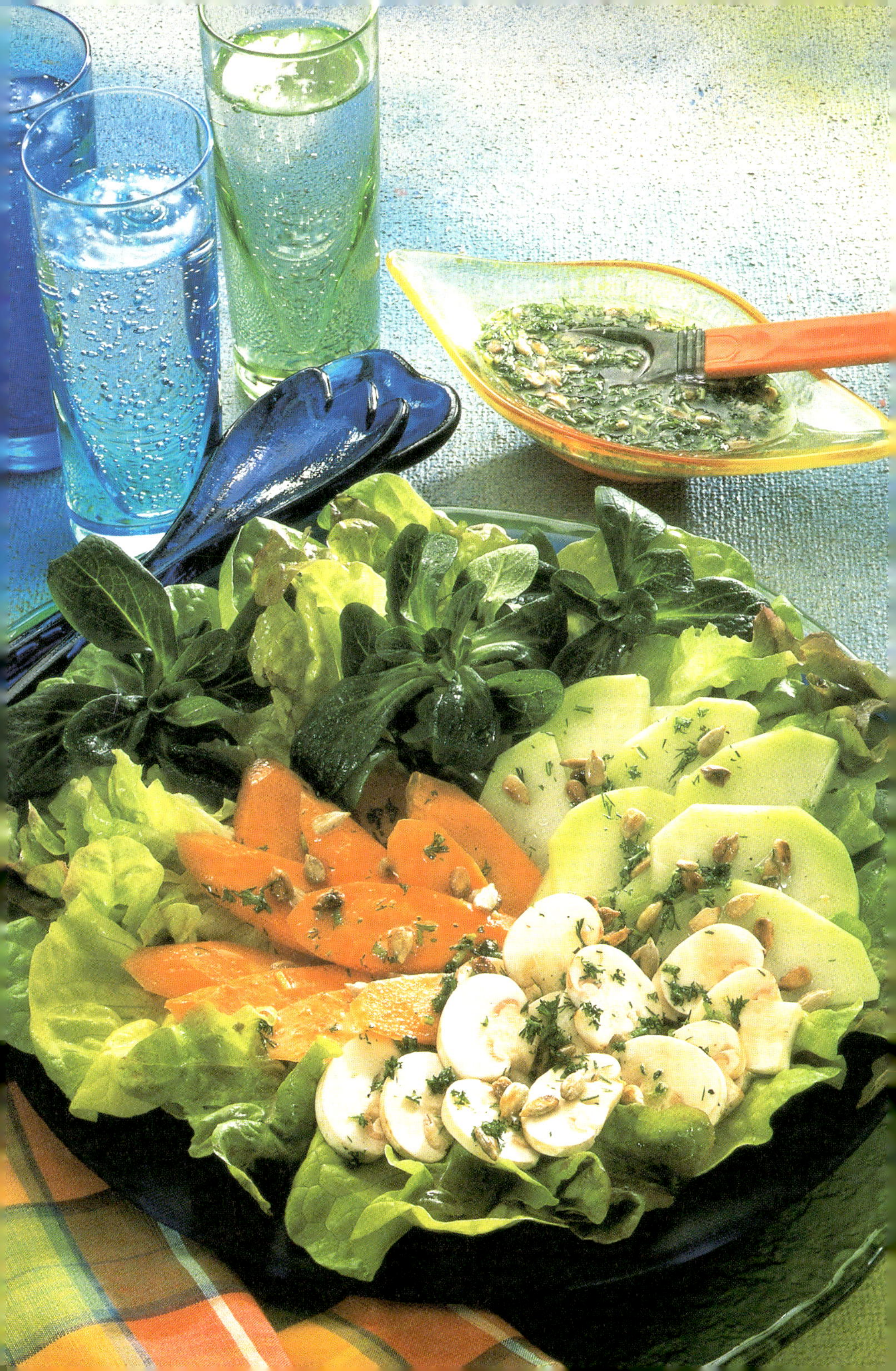

Maronensuppe

Zutaten für vier Personen:
1 Zwiebel
2 Stangen Staudensellerie
2 Möhren
2 EL Öl
300 g Maronen, geröstet und geschält
800 ml Gemüsebrühe
200 ml trockener Weißwein
1 Msp. Salz
1 Msp. Pfeffer
1 Msp. Zucker
1 Msp. gemahlene Muskatnuss
2 EL Crème fraîche

Den Wein kann man auch ganz gut durch Apfelsaft ersetzen.

- Die Zwiebel fein würfeln, den Sellerie und die Möhren in kleine Stücke schneiden. Das Öl in einem Topf erhitzen und die Zwiebeln darin anschwitzen, dann den Sellerie dazugeben. Anschließend 10–15 Minuten lang dünsten.
- Zwei Maronen klein hacken und beiseite stellen. Brühe und Wein mit den übrigen Maronen und den Gewürzen in einem Mixer pürieren und zu dem gedünsteten Gemüse gießen.
- Etwa 20 Minuten lang leise köcheln lassen, dabei immer einmal wieder umrühren (wenn die Suppe zu dick ist, geben Sie noch etwas Wasser oder Wein dazu).
- Zum Schluss einen Schlag Crème fraîche unter die Suppe rühren.
- Streuen Sie die übrig gelassenen, gehackten Maronen über die Suppe.

Pinienkernsuppe

Zutaten für vier Personen:
2 Frühlingszwiebeln
500 ml Milch
500 ml Gemüsebrühe
300 g Pinienkerne
1 Msp. Salz
1 Msp. Pfeffer aus der Mühle
2 TL getrocknete Pfefferminze
1 Msp. gemahlener Koriander

- Die Frühlingszwiebeln in Ringe schneiden, ein paar Ringe zum Garnieren zurücklegen und den Rest zusammen mit der Milch, der Brühe, den Pinienkernen und einer kräftigen Prise Salz in einem Topf zum Kochen bringen.
- Die Suppe aufkochen lassen. Anschließend etwa 20 Minuten lang bei geschlossenem Deckel bei niedriger Hitze köcheln lassen. Die Pinienkerne sollten dann weich sein. Nach Belieben noch etwas Brühe dazugeben.
- Die Suppe nun im Mixer oder mit dem Pürierstab pürieren, nochmals aufwärmen und mit Salz, Pfeffer, Pfefferminze und dem gemahlenen Koriander abschmecken.
- Mit den übrig gelassenen Ringen von den Frühlingszwiebeln garnieren und anrichten.

Wenn Sie die Suppe als Vorspeise servieren, sollten Sie die angegebenen Mengen reduzieren, weil die Suppe sehr sättigend ist.

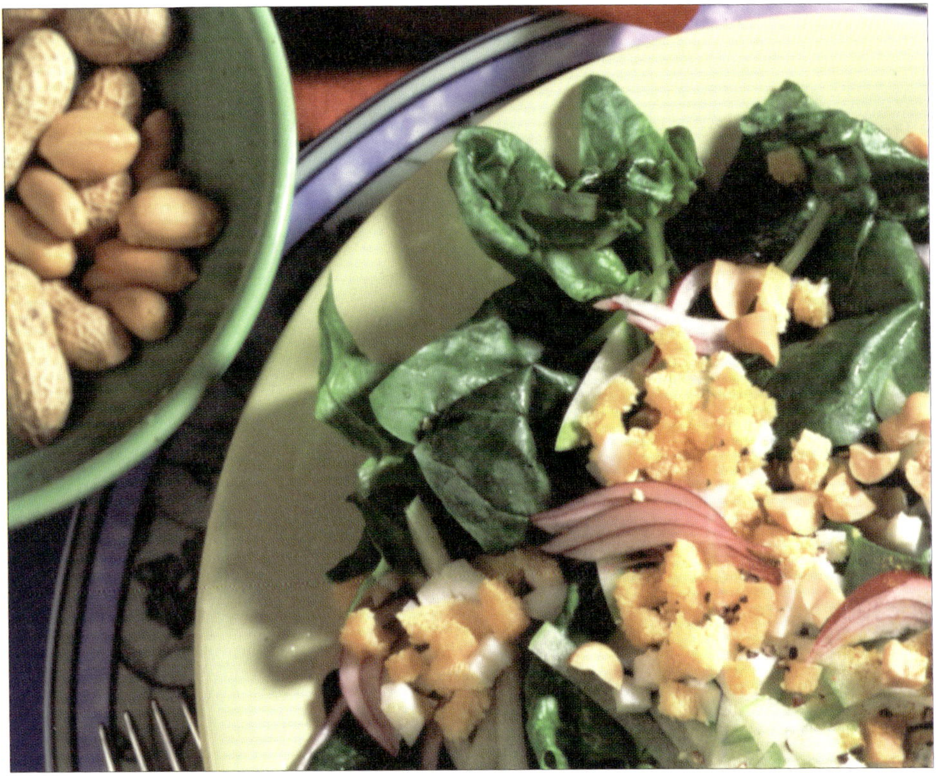

▲ *Spinat, Äpfel und Erdnüsse, eine überraschende Salatkombination.*

Spinatsalat mit Äpfeln und Nüssen

Zutaten für vier Personen:

200 g junge Spinatblätter
2 große Äpfel
2 hart gekochte Eier
2 Schalotten
8–9 EL saure Sahne
2 EL Crème fraîche
je 1 Msp. Salz, Pfeffer und Curry
4 EL Erdnüsse

- Den Spinat gründlich waschen, die Blätter in kleine Stücke zupfen. Die Äpfel waschen, vierteln, das Kerngehäuse entfernen und in dünne Stifte schneiden. Die Eier in kleine Würfel schneiden.
- Saure Sahne, Crème fraîche,Salz, Pfeffer und Curry kräftig verrühren.
- Die Spinatblätter mit den Apfelstiften mischen und die Soße vorsichtig unterziehen.
- Zuletzt den Salat mit den Erdnüssen und Eierwürfeln bestreuen und servieren.

Thailändische Kokosmilch-Hühner-Suppe

Zutaten für vier Personen:
500 ml Hühnerbrühe
500 ml Kokosmilch
42 EL Fischsoße
1 TL gehacktes Zitronengras
2 kleine Stücke Galgant oder ein 1 TL gemahlener Galgant
200 g Hühnerbrust
2 rote Chilischoten
1 TL gehackte Korianderblätter
2 EL Zitronensaft

- Die Hühnerbrühe, die Kokosmilch, die Fischsoße, das Zitronengras und den Galgant in einem Topf aufkochen.
- Die Hühnerbrust in kleine Stücke schneiden und hineingeben. Circa 20 Minuten kochen lassen, bis das Fleisch gar ist.
- Am Ende des Kochvorgangs die klein geschnittenen Chilis, die gehackten Korianderblätter und den Zitronensaft hineingeben.

Kokosmilch ist in der thailändischen Küche überaus beliebt. Für dieses typische Rezept wird der Gang zum Asienshop unvermeidlich sein. Dort bekommen Sie Fischsuppe sowie Chilis, Zitronengras, Korianderblätter und Galgant. Galgant wird auch Siam-Ingwer genannt. Man kann ihn durch die halbe Menge Ingwer ersetzen.

Haselnuss-Suppe

Zutaten für vier Personen:
100 g Haselnüsse
2 Schalotten
1 l Gemüsebrühe
1_2 EL Honig
3–4 EL Sahne
1 Msp. Pfeffer aus der Mühle
fein gewiegte Petersilie zum Garnieren

- Die Haselnüsse fein mahlen und die Schalotten in Scheiben schneiden.
- Gemüsebrühe mit den gemahlenen Haselnüssen, den Schalotten, und dem Honig in einem großen Topf kurz aufkochen. Danach ca. eine Stunde bei geschlossenem Deckel köcheln lassen.
- Die Suppe mit etwas Sahne verfeinern und mit Pfeffer abschmecken. Mit der gehackten Petersilie bestreut servieren.

Wenn Sie diese nahrhafte Suppe als Vorspeise servieren, dann bitte in kleinen Portionen.

Indianische Erdnuss-Suppe

Zutaten für vier Personen:
200 g Erdnüsse
500 ml Gemüsebrühe
200 ml Sahne
1 Msp. Salz
1 Msp. Pfeffer aus der Mühle
2 TL klein geschnittener Schnittlauch

- Die Erdnüsse mahlen und zusammen mit der Brühe und der Sahne in einem Topf ca. fünf Minuten lang erhitzen, dabei ständig umrühren. Dann noch ca. zehn

Minuten unter gelegentlichem Umrühren köcheln lassen.

- Mit Salz und Pfeffer abschmecken und mit den Schnittlauchröllchen bestreut servieren.

▼ *Die Erdnuss-Suppe ist sehr sättigend und kann deshalb auch als Hauptgericht serviert werden.*

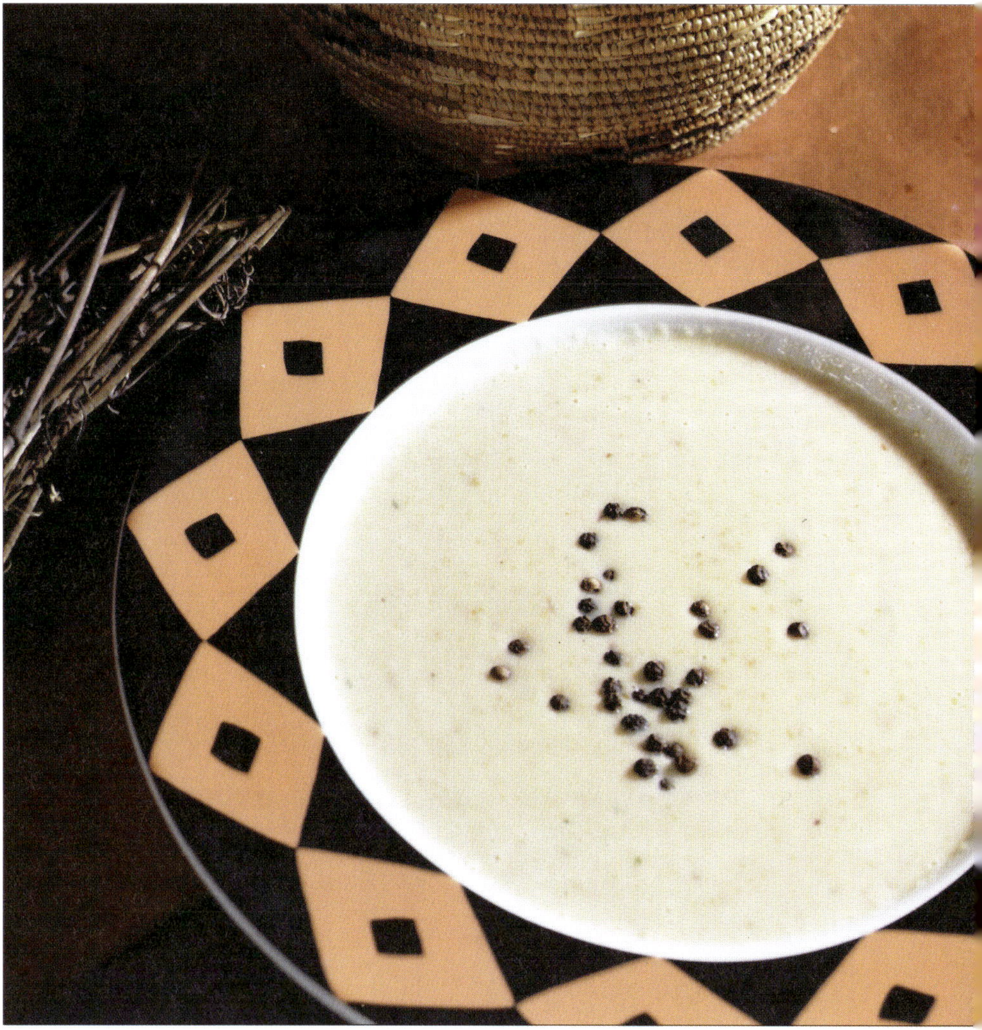

Hauptgerichte

Gefüllte Champignons

Zutaten für vier Personen:
20 mittelgroße Champignons
3–4 EL fein gehackte Schalotten
2 EL Butter
100 g fein gehackte Pistazien, natur
2 EL Petersilie, fein gewiegt
1/2 TL Oregano
1 Msp. Salz
1/ Msp. Pfeffer

Die gefüllten Champignons eignen sich gut als Appetitanreger zu Beginn eines Menüs.

- Von den Champignons die Stiele herauslösen und klein hacken. Zusammen mit den gehackten Schalotten in der Butter dünsten. Wenn Pilze und Schalotten zart gedünstet sind, werden sie mit den gehackten Pistazien, der Petersilie, dem Oregano, dem Salz und dem Pfeffer vermischt.
- Die Füllung mit einem Löffel auf die Hütchen der Pilze geben. Die gefüllten Pilze im Backofen bei 180 °C 5–10 Minuten backen.

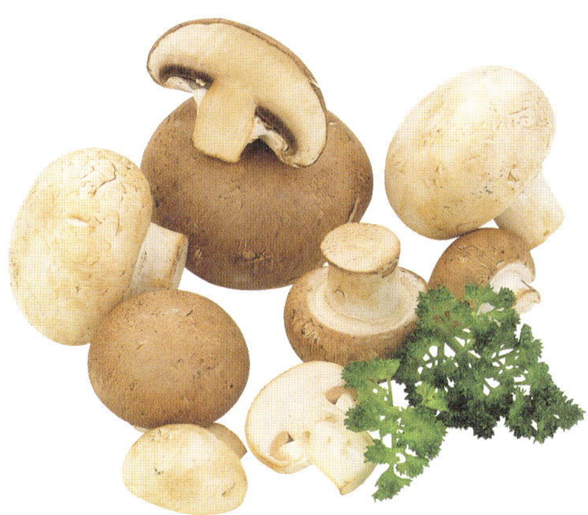

Leinsamen-Rösti mit Lauchgemüse

Zutaten für vier Personen:
4 EL Leinsamen
600 g Kartoffeln, geschält
80 g Sellerie
4 EL Semmelbrösel
2 Eier
Salz und Pfeffer aus der Mühle, Muskatnuss
6 EL Öl
700 g Lauch
2 EL Butter
evtl. Sahne oder Crème fraîche

Statt Sellerie kann auch ein anderes Gemüse genommen werden, z. B. Möhren.

- Den Leinsamen kurz in Wasser aufkochen und 15 Minuten quellen lassen. Kartoffeln und Sellerie grob raspeln. Mit Semmelbröseln, Ei und Leinsamen vermengen und mit Salz, Pfeffer und Muskat abschmecken.
- Das Öl in einer Pfanne erhitzen und aus dem Teig Röstis backen. Warm stellen.
- Den Lauch gut putzen und in Ringe schneiden. 1 EL Butter in einem Topf erhitzen und den Lauch darin andünsten. Wenn die Ringe zusammengefallen sind, etwas Wasser dazugießen, salzen und bei geschlossenem Deckel noch etwa 15 Minuten köcheln lassen.
- 1 TL Mehl in 1 EL Butter anschwitzen und mit etwas Wasser von dem Lauch angießen. Dabei immer rühren, bis eine sämige, helle Soße entstanden ist. Eventuell noch einen Schlag Sahne oder Crème fraîche unterrühren. Mit Salz, Pfeffer und Muskatnuss abschmecken und den Lauch dazugeben.
- Die Leinsamenrösti mit dem Lauch auf einem Teller anrichten.

Gebratene Lammkoteletts mit Knoblauchbutter und Brokkoli

Zutaten für vier Personen:
2 TL eingelegter grüner Pfeffer
100 g Knoblauchbutter
2 EL Gin (kann auch weggelassen werden)
4 doppelte Lammkoteletts (à ca. 150 g)
80 g getrocknete Tomaten in Öl
800 g Brokkoli
1 Msp. Salz
4 EL Pinienkerne
1–2 EL Öl zum Braten

Als Beilage zu den Lammkoteletts passen gebratene Polentataler.

- Den abgetropften grünen Pfeffer hacken. Mit etwa der Hälfte der weichen Knoblauchbutter und eventuell Gin verkneten. Die Lammkoteletts trockentupfen und leicht salzen. Mit der Knoblauchbutter bestreichen und marinieren lassen.
- Die Tomaten abtropfen lassen, das Öl dabei auffangen. Den Brokkoli putzen und in Röschen schneiden. Die dicken Stiele dünn schälen und schräg in Scheiben schneiden. Die Tomaten quer in Streifen schneiden und beiseite stellen.
- Das Tomatenöl und etwa zwei EL Knoblauchbutter erhitzen. Den Brokkoli darin andünsten, salzen und im geschlossenen Topf bei mittlerer Hitze 10–15 Minuten andünsten. Eventuell etwas Wasser zugeben.
- Die Pinienkerne in einer Pfanne ohne Fett unter Rühren leicht bräunen. Herausnehmen und beiseite stellen.
- Das Öl in der Pfanne erhitzen und die Lammkoteletts darin auf jeder Seite etwa vier Minuten braten. Die

Pinienkerne und die Tomatenstreifen unter den Brokkoli mischen. Die Lammkoteletts mit dem Brokkoli und der restlichen Knoblauchbutter auf vorgewärmten Tellern anrichten.

▼ *Bringt Mittelmeer-flair in Ihre Küche: Lammkoteletts mit Pinienkernen.*

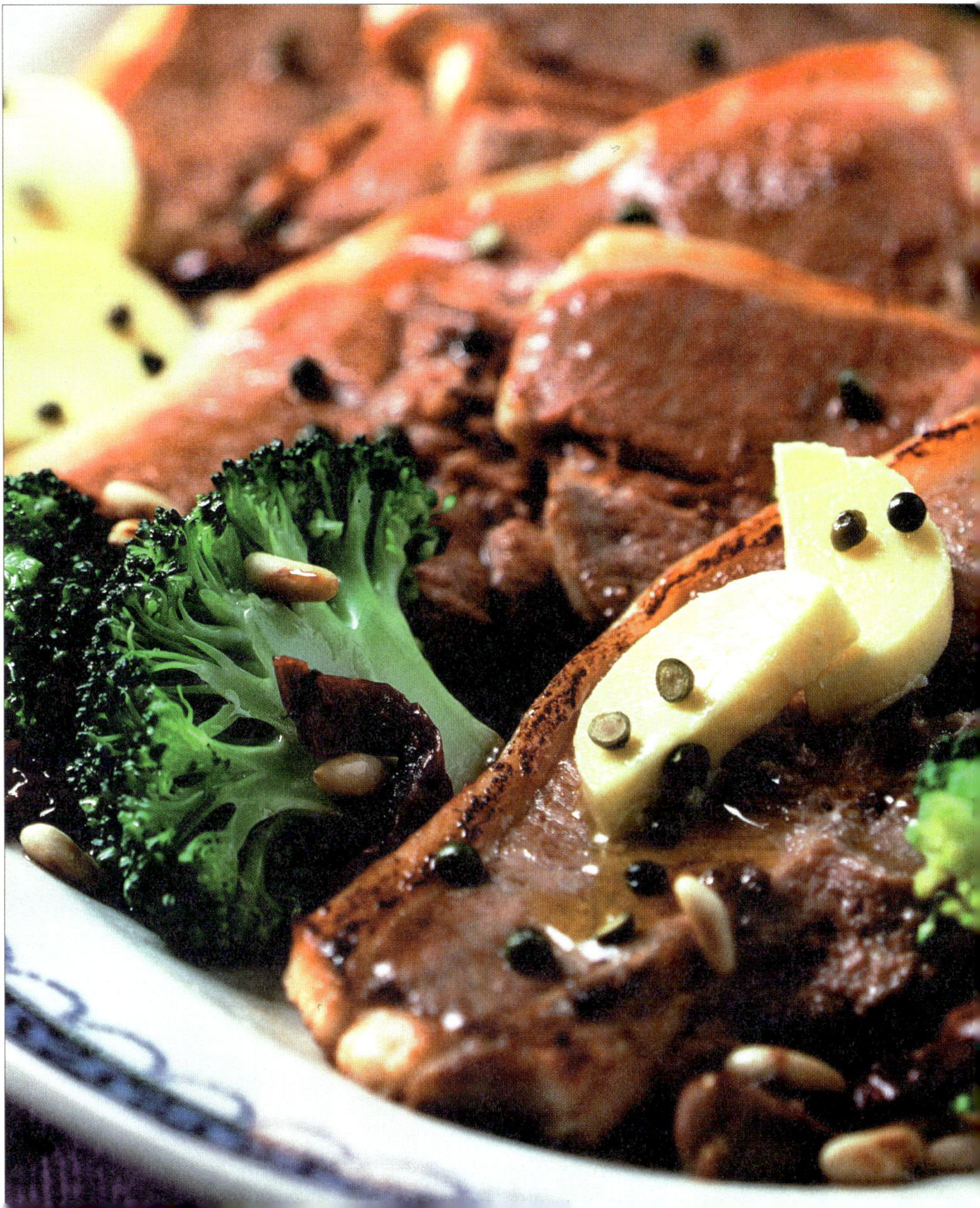

Cashew-Huhn

Zutaten für vier Personen:
40 g Mu-Err-Pilze
4 Hähnchenfilets ohne Haut und Knochen
2 Schalotten
2 Stangen Staudensellerie
300 g Bambussprossen
150 ml Hühnerbrühe
4 EL Sojasoße
2 EL Speisestärke
½ Zucker
½ Salz
1 Msp. Pfeffer aus der Mühle
1 TL Ingwer, gemahlen
4 EL Salatöl
100 g Cashewnüsse

Cashewnüsse sind in der chinesischen Küche genauso beliebt wie in der indischen.

- Die Mu-Err-Pilze in warmem Wasser quellen lassen, nach ca. 30 Minuten abgießen. Die Hähnchenfilets in 2–3 cm große Würfel schneiden. Die Schalotten fein hacken, die Selleriestangen vom Blatt befreien und in dünne Streifen schneiden. Die Bambussprossen und die Pilze in feine Streifen schneiden.
- Sojasoße, Stärke, Zucker, Salz, Pfeffer und Ingwer vermischen.
- Die Hälfte des Öls in eine Pfanne oder einem Wok erhitzen und die Nüsse kurz darin rösten. Herausnehmen und beiseite stellen.
- Die Fleischwürfel mit dem restlichen Öl bei hoher Hitze durchbraten, dabei die Stücke ständig wenden, damit sie gleichmäßig Hitze bekommen. Herausnehmen und ebenfalls beiseite stellen.

- Jetzt wird sämtliches Gemüse einschließlich der Pilze für einige Minuten in der Pfanne gedünstet und dann mit der Hühnerbrühe aufgegossen. 10–15 Minuten köcheln lassen, bis das Gemüse zart ist.
- Zuletzt die angerührte Sojasoße hineingeben und andicken lassen, dann die Nüsse und das Fleisch. Kurz erwärmen und servieren.

Spaghetti mit Pesto

Zutaten für vier Personen:
3 EL Olivenöl
500 g Spaghetti
3 EL geschälte Pinienkerne
2 Bund Basilikum
4 Knoblauchzehen
1 Msp. Meersalz
4 EL frisch geriebener Parmesan (alternativ Pecorino)

- Wasser in einem großen Topf zum Kochen bringen, einen Tropfen Olivenöl hinzufügen und die Spaghetti nach Anweisung bissfest kochen, dann abgießen.
- Inzwischen die Pinienkerne in einer Pfanne ohne Fett kurz anrösten.
- Basilikumblätter abzupfen und waschen. Knoblauchzehen schälen, grob hacken und zusammen mit den Pinienkernen, den abgezupften Basilikumblättern und einer Msp. Meersalz in einen Mörser geben. Alles zu einer Paste zerreiben.
- In ein Schüsselchen geben und abwechselnd den Käse und das Olivenöl unterrühren. Wenn eine dickflüssige, sämige Soße entstanden ist, ist der Pesto fertig.
- Mit den Spaghetti vermengen und anrichten.

Pesto ist eine Spezialität aus Genua und Ligurien. Man isst ihn meist zu Pasta oder Gnocchi. Man kann Pesto aber auch zur Verfeinerung von Suppen verwenden.

Kuchen, Gebäck und süße Sachen

Marmorkuchen

Zutaten für ca. 20 Stück:
250 g Margarine
275 g Zucker
1 Päckchen Vanillinzucker
4 Eier
2 EL Rum
1 Prise Salz
500 g Mehl
1 Päckchen Backpulver
$^{1}/_{8}$ l Milch
30 g Kakaopulver
30 g gehackte Mandeln
2 El Milch
Puderzucker zum Bestäuben

- Die Margarine, 250 g Zucker und Vanillinzucker so lange miteinander verrühren, bis die Masse cremig wird. Nacheinander die Eier unterrühren, dann den Rum und das Salz hinzufügen. Mehl mit Backpulver mischen und abwechselnd mit $^{1}/_{8}$ EL Milch ebenfalls unterrühren. Ein Drittel des Teiges mit Kakao, den gehackten Mandeln, dem restlichen Zucker und 2 EL Milch verrühren.
- Eine Gugelhupfform fetten und schichtweise hellen, braunen und dann wieder hellen Teig einfüllen, dann eine Gabe spiralenförmig durch alle Teigschichten ziehen, sodass sich eine Marmorierung ergibt.
- Im vorgeheizten Ofen bei ca. 180 °C eine gute Stunde lang backen. Abkühlen lassen und mit Puderzucker bestäuben.

▶ ***Der Marmorkuchen kann nach Belieben mit Sahne angerichtet werden.***

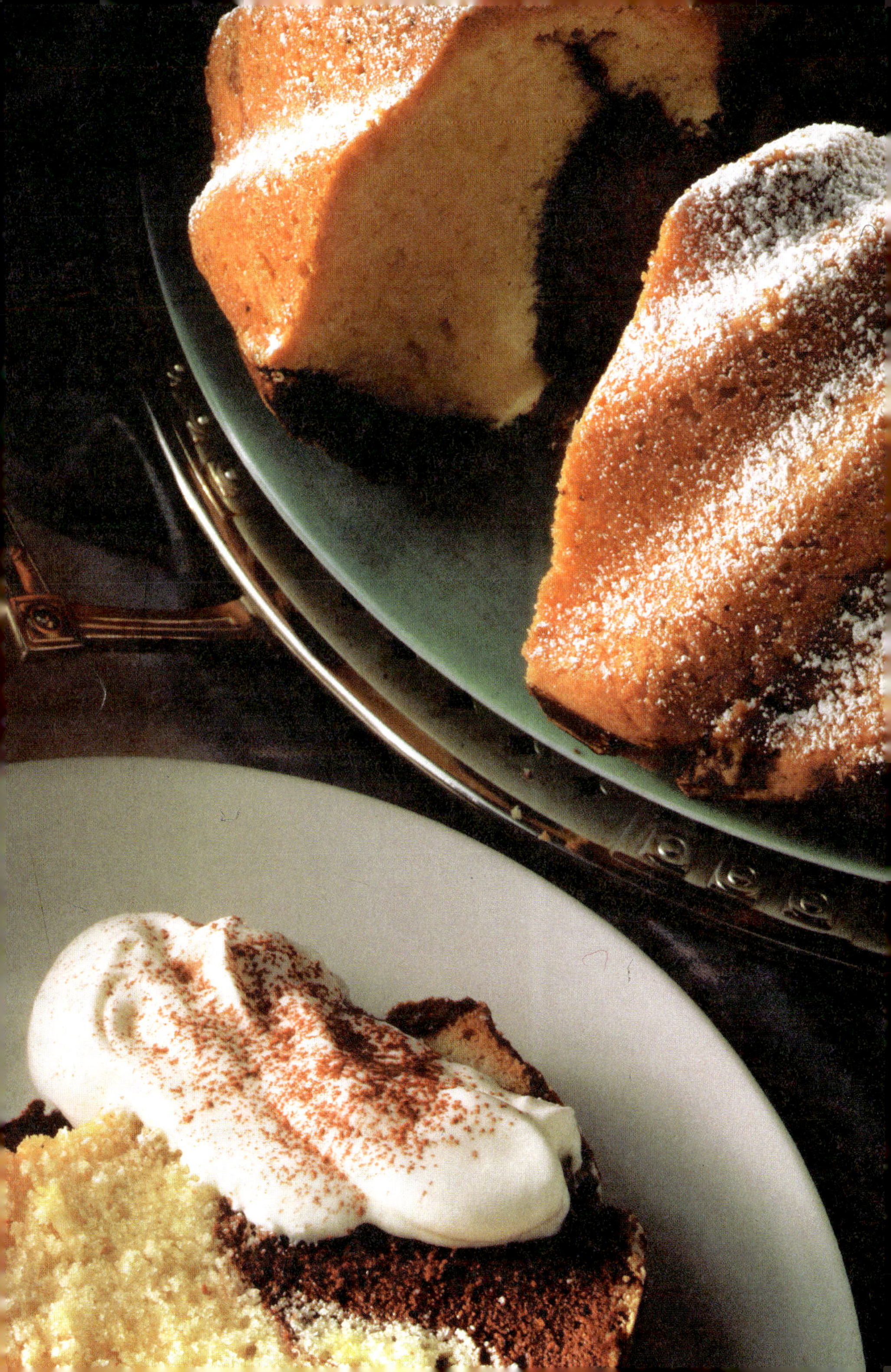

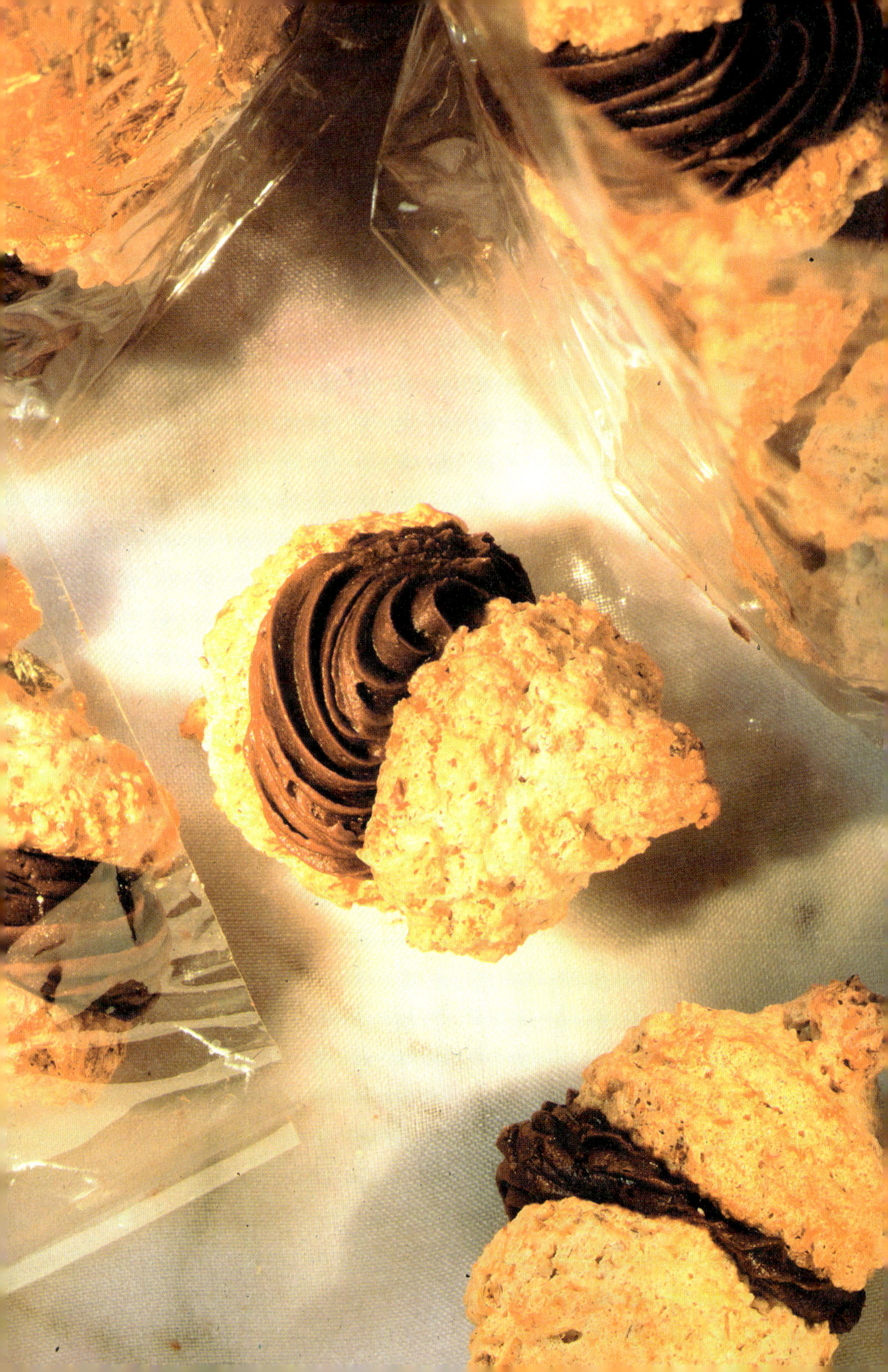

Haselnuss-Makrönchen

Zutaten für etwa 50 Stück:
2 Eiweiß
1 TL Zitronensaft
1 Prise Salz
150 g Zucker
125 g gemahlene Haselnüsse
50 g Butterschmalz
50 ml Schlagsahne
200 g Zartbitter-Kuvertüre
2 Beutel Rum-Back oder 2 cl Weinbrand

- Das Eiweiß mit dem Zitronensaft und dem Salz sehr steif schlagen. Den Zucker unter ständigem Rühren langsam einrieseln lassen. Weiterschlagen, bis eine sehr feste, glänzende Eiweißmasse entstanden ist. Die Haselnüsse kurz unterheben.
- Die Masse in einen Spritzbeutel mit Lochtülle füllen und 100 kleine Häufchen auf ein mit Backpapier belegtes Backblech spritzen. Im vorgeheizten Backofen bei 190 °C auf der zweiten Schiene von unten ca. 10–12 Minuten backen. Die Makronen auf einem Kuchengitter abkühlen lassen.
- Das Butterschmalz mit der Sahne und der in kleine Stücke geschnittenen Kuvertüre in einem Topf schmelzen und unter Rühren langsam erhitzen. Rum-Back oder Weinbrand hinzufügen und die Masse im kalten Wasserbad unter Rühren wieder abkühlen lassen. Die Trüffelmasse in einen Spritzbeutel mit kleiner Sterntülle füllen. Jeweils auf die Unterseite einer Makrone die Trüffelmasse spritzen, eine zweite Makrone darauf setzen und etwas andrücken.

Kühl aufbewahrt halten sich die Trüffel-Makronen etwa 2–3 Wochen.

◀ *Trüffel-Makronen*

Mohnstrudel

Zutaten:

300 g Mehl
1 Ei
150 g Zucker
150 g Butter
$^1/_2$ TL Salz
300 g Mohn
300 ml Milch
30 g Rosinen
geriebene Schale einer halben Zitrone
2 Msp. Zimt
1 Eigelb

- Das Mehl mit einem Ei, 2–3 EL Zucker, der Butter (bis auf 2–3 EL) und dem Salz zu einem weichen Teig verkneten. Der Teig sollte geschmeidig und glatt sein und sich leicht von den Fingern lösen.
- Den Teig abdecken und an einem warmen Ort ruhen lassen. Nach ca. einer halben Stunde den Teig auf ein ausgebreitetes, mit Mehl bestäubtes Tuch geben und mit den Händen flach drücken. 30 g Butter zerlassen und den Teig damit bestreichen.
- Den Mohn mahlen oder im Mörser zerstoßen. Mit Milch, Rosinen, 2 EL Butter, geriebener Zitronenschale, restlichem Zucker und Zimt verrühren.
- Nun die Mohnfüllung auf dem Teig verteilen, das Tuch an den Zipfeln anheben und den Teig mithilfe des Tuchs einrollen. Auf ein gefettetes Backblech legen, zu einem Hufeisen formen, mit etwas Butter und dem Eigelb bestreichen und bei 180 °C ca. 30 Minuten goldbraun backen.

Der Mohnfüllung kann man mit einem Schuss Rum noch ein zusätzliches Aroma verleihen.

Wildreisdessert

Zutaten für vier Personen:
8 EL Wildreis
1 Msp. Salz
6 EL Walnüsse
2 säuerliche Äpfel
220 g Ahornsirup
1 Msp. Muskat
1 Msp. gemahlener Zimt
340 g süße Sahne

- Den Backofen auf 200 °C vorheizen. Den Reis mit etwa 1 l Wasser und Salz in einem Topf aufkochen, anschließend eine halbe Stunde köcheln lassen.
- Die Walnüsse grob zerkleinern, die Äpfel in schmale Spalten schneiden. Die Hälfte von dem Ahornsirup, Muskat, Zimt, Apfelschnitze und Walnüsse miteinander vermischen und alle genannten Zutaten mit dem gegarten Wildreis verrühren.
- Die Masse in eine leicht gefettete feuerfeste Form geben und ca. 15 Minuten backen.
- Die Sahne mit dem restlichen Ahornsirup steif schlagen. Die Sahnehäubchen kurz vor dem Servieren auf das warme Dessert geben.

Paranuss-Riegel

Zutaten für ca. 10 Riegel:
400 g Halbbitter-Schokolade, in Stücke geteilt
1–2 EL Butter
250 g gehackte Paranüsse
150 g Rosinen

Bewahren Sie diese süße Schleckerei an einem kühlen Ort oder im Kühlschrank auf.

- Schokolade und Butter im Wasserbad zum Schmelzen bringen. Paranüsse und Rosinen hineinrühren.
- Ein Backblech mit Backpapier auslegen und die Mischung darauf verteilen. Abkühlen lassen und in Stücke teilen.

Bratäpfel mit Nüssen

Achten Sie beim Aushöhlen der Äpfel darauf, die Haut nicht zu verletzen.

Zutaten für vier Personen:
200 g Pecan-, Macadamia- oder Walnüsse
4 säuerliche Äpfel
3–4 EL brauner Zucker
2 TL Rosinen
4 TL Ahornsirup
1 Msp. Zimt
4 EL Butter

- Den Backofen auf 180 °C vorheizen. Die Nüsse klein hacken oder im Mörser zerstoßen. Die Äpfel mit einem Löffel aushöhlen. Das Fruchtfleisch klein hacken.
- Zerkleinerte Nüsse, Zucker, Rosinen, Ahornsirup, Zimt und Apfelfleisch in einer Schüssel mischen.
- Die ausgehöhlten Äpfel mit je 1 EL Butter und der Nuss-Rosinen-Mischung füllen. In Alu-Folie einwickeln und auf mittlerer Schiene etwa 20 Minuten backen.

▶ *Die Bratäpfel mit Nüssen kann man auch ganz zünftig statt im Backofen im Lagerfeuer zubereiten.*

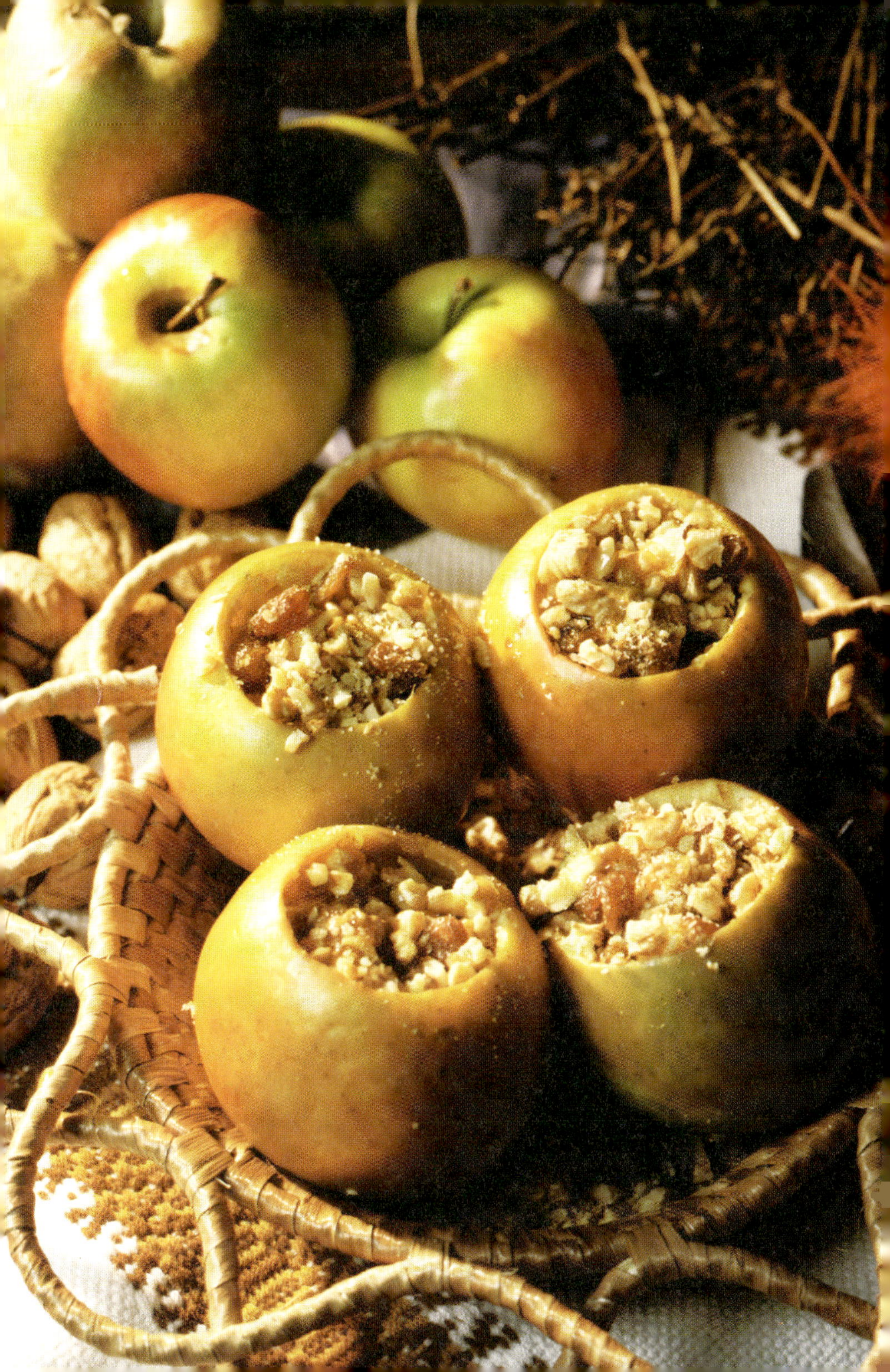

Kürbisbrot mit Pinienkernen

Zutaten für das Brot:
300 g Kürbisfleisch
Salz
120 g Pinienkerne
250 g Mehl
2 gestrichene TL Backpulver
2 TL Zimt
150 g Zucker
2 Eier
1 EL Milch
1 TL Sonnenblumenöl
1 Vanilleschote

Für die Soße:
100 g Kürbisfleisch
1 Prise Salz
70 g Zucker
5 Eigelb
1 Vanilleschote
250 ml Milch
1 Msp. Zimt
1 Msp. Muskat
1 Msp. Gewürznelke, gemahlen

Weiches, süßes, kürbisähnliches Brot gehört zu den Lieblingsgerichten vieler Indianerstämme.

Zubereitung des Brotes:

- Das Kürbisfleisch für das Brot in Würfel schneiden, etwa 20 Minuten in Salzwasser garen und in der Küchenmaschine pürieren.
- Die Pinienkerne in einer Pfanne ohne Fett bei mittlerer Hitze einige Minuten rösten, bis sie sich bräunen.
- Den Backofen auf 200 °C vorheizen. Mehl, Backpulver, Zimt, Zucker und eine Prise Salz in eine Schüssel geben. In einer weiteren Schüssel die Eier verquirlen und mit Milch, Öl sowie dem ausgekratzten Mark der Vanilleschote vermischen. Das Kürbispüree dazugeben und den Inhalt der beiden Schüsseln miteinander vermischen.
- Die gerösteten Pinienkerne unter den Teig heben, in eine eingefettete feuerfeste Kastenform geben und eine Stunde lang im vorgeheizten Backofen garen. Wenn das Brot auf Fingerdruck elastisch nachgibt, ist es fertig.

Zubereitung der Soße:

- Das Kürbisfleisch würfeln. Das Wasser mit etwas Salz aufkochen und die Würfel etwa 20 Minuten darin garen. Anschließend in der Küchenmaschine pürieren.
- Den Zucker und die Eigelbe in einer Schüssel verrühren. Ausgekratztes Vanillemark in die Milch geben und bis kurz vor dem Siedepunkt erhitzen. Den Topf vom Herd nehmen und mit einem Schneebesen nach und nach mit der Eigelb-Zucker-Mischung verrühren.
- Die Masse wieder zurück in den Topf geben und noch etwa zehn Minuten unter ständigem Umrühren köcheln lassen, bis sie beginnt einzudicken. Vermeiden Sie, die Mischung aufkochen zu lassen, da sie in diesem Fall gerinnen würde.
- Wenn die Mischung sich nicht mehr von allein vom Löffel löst, ist sie ausreichend eingedickt. Dann vom Herd nehmen und das Kürbispüree dazugeben. Mit Zimt, Muskat und Nelkenpulver würzen. Alles gut verrühren und zu dem Kürbis-Pinienkernbrot servieren.

▼Zusammen mit der Soße ergibt das Kürbis-Pinienkern-Brot ein köstliches Dessert. Man kann es auch ohne Soße als süßes Teegebäck oder zum Frühstück essen.

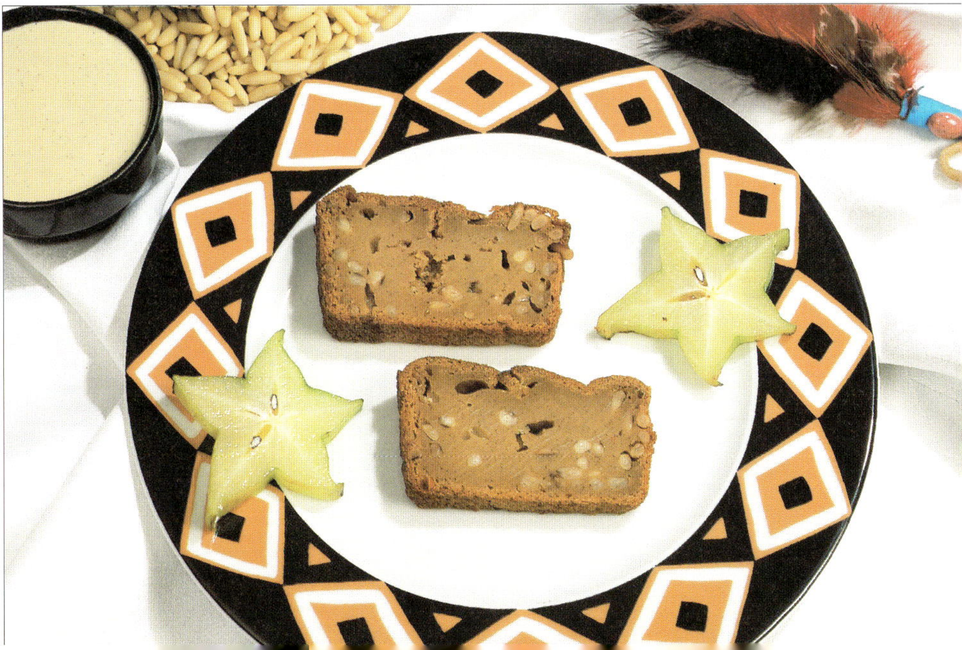

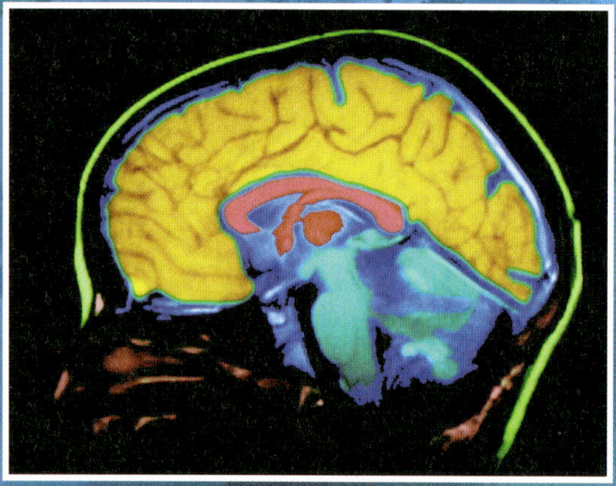

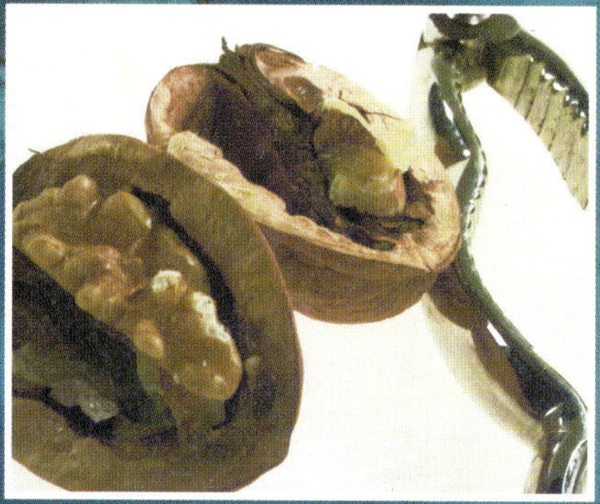

So knackt Ihr Gedächtnis jede Nuss ...

Nachdem Sie Ihrem Gehirn nun mit Nüssen und Kernen jede Menge „Kraftnahrung“ zugeführt haben, können Sie es mit einem kleinen Gehirngymnastik-Kurs endgültig auf Vordermann bringen. Die einzelnen „Lektionen“ dieses Kurses bauen aufeinander auf und sind beliebig ausbaufähig; denn wir haben die Aufgaben absichtlich so ausgewählt, dass Sie, sobald Sie ein paar davon gelöst haben, selbst neue Gehirngymnastik-Übungen der gleichen Art erfinden und gemeinsam mit der Familie oder im Freundeskreis spielerisch lösen können. So macht Gedächtnistraining Spaß – und Sie tun dabei gleichzeitig auch noch etwas für Ihre Kreativität!

Gedächtnistraining – darüber sind sich die Wissenschaftler inzwischen einig – hilft nicht nur, die Leistung unserer grauen Zellen zu verbessern, sondern hält sie auch bis ins hohe Alter hinein fit: Das heißt, man kann dem Nachlassen der geistigen Fähigkeiten im Alter vorbeugen, indem man regelmäßig „Gehirngymnastik“ betreibt.

Also: Geben Sie Alzheimer keine Chance! Trainieren Sie Ihr Gehirn. Das kostet nicht viel Zeit und Aufwand; man kann es auch ganz nebenbei in Alltagssituationen tun – beispielsweise wenn man zur Arbeit geht oder im Stau steht. Und natürlich lässt sich das „Gehirnjogging“ auch spielerisch im Familienkreis praktizieren. Sie werden sehen: Es macht Spaß, regt die Fantasie an, und die Erfolgserlebnisse werden Sie garantiert zum Weitermachen ermutigen.

Wenn man seine Gehirnzellen regelmäßig trainiert, bleiben sie leistungsfähig bis ins hohe Alter.

Intelligenz ist nicht gleich Intelligenz

Wissenschaftler haben inzwischen bewiesen, dass es so etwas wie „absolute Intelligenz“ nicht gibt oder dass sie sich zumindest nicht mithilfe von IQ-Tests messen lässt. So einfach ist die Sache leider – oder zum Glück – nicht. Eine in den USA durchgeführte Studie hat gezeigt, dass Menschen, die laut Test einen hohen IQ haben, deshalb noch lange nicht kreativ und urteilsfähig oder gar in der Lage sein müssen, komplexe Zusammenhänge zu erfassen. Und sie müssen auch nicht unbedingt originell, flexibel, redegewandt, schlagfertig oder zu selbstständigem Denken fähig sein – lauter Eigenschaften, die wir automatisch mit Intelligenz in Verbindung bringen und die wir von einem intelligenten Menschen eigentlich erwarten würden.

Sicherlich haben Sie diese Beobachtung bei Ihren Mitmenschen auch schon öfters gemacht: Es gibt verschiedene „Arten“ von Intelligenz. Der eine ist sprachbegabt und ungeheuer redegewandt, kann brilliant argumentieren, aber dafür unter Umständen nicht einmal die einfachste Mathematikaufgabe lösen; der andere ist kreativ und kommt oft auf sehr ungewöhnliche Ideen und Problemlösungen, ist aber dafür ein wenig unsystematisch und chaotisch und kann sich nicht richtig organisieren; der Dritte ist ein mathematisches Genie, übersieht aber im Alltagsleben dafür oft die einfachsten und offenkundigsten Dinge. Sicherlich sind alle drei Menschen intelligent – aber ihre Intelligenz zeigt sich eben auf völlig verschiedene Art und Weise.

Übrigens: Ihr Gehirn kann nur dann wirklich topfit sein, wenn Sie es mit genügend Sauerstoff versorgen. Also: Legen Sie beim Arbeiten zwischendurch öfters einmal ein paar Atemübungen ein, achten Sie auf gut gelüftete Räume, und vor allem: Bewegen Sie sich! Das regt die Durchblutung im Gehirn an.

In diesem Gehirngymnastik-Kurs werden Sie daher möglichst viele verschiedene Fähigkeiten Ihres Gehirns trainieren – damit Ihre grauen Zellen flexibel bleiben und damit Sie lernen, auch einmal Ihre gewohnten, eingefahrenen Denkbahnen zu verlassen. Auch Fantasie und Kreativität kommen bei unserem Training nicht zu kurz – denn Kreativitätstraining ist eine sehr wichtige Methode, um die Gehirnzellen in Schwung zu halten.

Kurzzeit- und Langzeitgedächtnis

Gehirnforscher und Gedächtnistrainer unterscheiden zwischen *Kurzzeit-* und *Langzeitgedächtnis*. Das Kurzzeitgedächtnis (auch als Kurzzeitspeicher oder Arbeitsspeicher bezeichnet) brauchen wir häufig in Alltagssituationen, um uns kurzfristig etwas zu merken, was wir hinterher ruhig wieder vergessen dürfen: zum Beispiel eine Telefonnummer, die wir uns gleich aufnotieren werden, oder eine Rechenaufgabe, die wir im Kopf lösen. Sobald

Üben Sie öfters einmal Kopfrechnen! Das ist ein gutes Training für Ihr Kurzzeitgedächtnis.

Auch beim Lesen setzen wir unser Kurzzeitgedächtnis ein: Um einen Satz erfassen zu können, müssen wir die einzelnen Wörter für kurze Zeit im Gedächtnis behalten – so lange, bis der Satz komplett ist und einen Sinn ergibt. Dafür, dass wir uns den Inhalt eines ganzen Romans merken, ist unser Langzeitgedächtnis zuständig.

wir das Ergebnis haben, ist die Aufgabe vergessen. Die Speicherdauer beträgt etwa zehn Sekunden. Dieses Kurzzeitgedächtnis ist lebenswichtig: Im Alltag brauchen wir es ständig, um das, was in unserer Umwelt vorgeht, geistig zu erfassen und so lange „abzuspeichern", bis wir darauf reagiert beziehungsweise entschieden haben, ob es wichtig ist, uns eine bestimmte Information zu „merken" (das heißt, in den Langzeitspeicher zu überführen), oder ob es sich um eine unwichtige Nebensache handelt.

Eine typische Eigenschaft unseres Kurzzeitgedächtnisses besteht darin, dass es sich nicht auf zwei Dinge gleichzeitig konzentrieren kann. Versuchen Sie einmal, sich eine Telefonnummer zu merken und gleichzeitig einem anderen Menschen zuzuhören oder ihm etwas zu erklären! Viele Fehler und Versäumnisse, die uns im täglichen Leben unterlaufen und die wir einfach als „Versehen" oder „Zerstreutheit" abtun, sind darauf zurückzuführen, dass wir versucht haben, zu viele Dinge gleichzeitig zu tun, und deshalb irgendetwas Wichtiges vergaßen.

Machen Sie es sich deshalb zur Regel, niemals zwei Dinge, die eigentlich Ihre ganze Aufmerksamkeit erfordern würden, gleichzeitig durchzuführen. Lassen Sie sich nicht unter Stress setzen; erledigen Sie eines nach dem anderen.

Aber natürlich können Sie Ihren Kurzzeitspeicher auch trainieren, damit er Dinge rascher und zuverlässiger erfasst. Ihr Reaktionsvermögen und Ihre Leistungsfähigkeit im Beruf und im täglichen Leben werden davon profitieren. Die nun folgenden Übungen sind ein hervorragendes Kurzzeitspeicher-Training. Praktizieren Sie sie regelmäßig, und Sie werden schon bald feststellen, dass Ihr Kurzzeitgedächtnis sich verbessert hat.

Lektion 1: Trainieren Sie Ihr Kurzzeitgedächtnis!

Schauen Sie sich die Zahlen-, Buchstaben- und Symbolreihen in der linken Spalte maximal fünf bis sechs Sekunden lang an, decken Sie die Spalte dann ab und schreiben Sie die Zahlen, Buchstaben und Symbole rechts daneben hin. Danach kontrollieren Sie jedes Mal, ob Sie sich die Reihe richtig gemerkt haben.

Mit diesen Übungen trainieren Sie, mehr Informationen innerhalb kurzer Zeit aufnehmen und behalten zu können.

167483 ....

QYKEAI ....

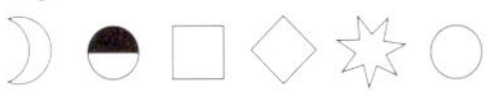 ....

Zu einfach, meinen Sie? Na gut, dann probieren wir es jetzt mit sieben Zahlen, Buchstaben bzw. Symbolen:

6184732 ....

XMRBVIA ....

 ....

Schaffen Sie es auch noch mit acht?

59173842 ....

AYDNHSPF ....

 ....

Geschafft? Dann können Sie sich auf die Schulter klopfen. Ihr Kurzzeitspeicher ist schon ganz gut in Schuss. Sie können dieses Training leicht fortführen, indem Sie selbst Zahlen, Buchstaben- und Symbolreihen erfinden, auf einen Zettel schreiben und dann abdecken. Viel Erfolg!

Der Schwierigkeitsgrad lässt sich beliebig steigern. Vielleicht schaffen Sie ja irgendwann sogar eine Reihe, die aus zehn oder noch mehr Gliedern besteht, oder Sie prägen sich mehrere Reihen hintereinander ein! Auch mit Wortketten können Sie experimentieren.

Was Ihr Kurzzeitspeicher kann, kann der Langzeitspeicher auch!

Im Langzeitgedächtnis sind Informationen für längere Zeit gespeichert. Das Kurzzeitgedächtnis hat nur ein Speichervermögen von maximal zehn Sekunden.

Das Langzeitgedächtnis zu trainieren, ist genauso wichtig. Schließlich kommt man oft genug in Situationen, wo man sich einen Prüfungsstoff oder den Inhalt eines Vortrags einprägen oder sich Namen, Gesichter und spezielle Vorlieben wichtiger Kunden merken muss. Wenn unser Langzeitgedächtnis uns dann im Stich lässt, sehen wir alt aus!

Was Sie in Ihrem Langzeitspeicher haben, ist nicht unmittelbar präsent (sonst würde Ihr Gedächtnis ja ständig von tausend Informationen überflutet, die Sie im Augenblick gar nicht brauchen), sondern Sie müssen erst nach den betreffenden Informationen suchen – sprich: *nachdenken, sich erinnern*. Diesem Erinnerungsvermögen wollen wir jetzt ein wenig auf die Sprünge helfen.

Lektion 2: Jogging für Ihr Langzeitgedächtnis

Sitzen Sie gerade an Ihrem Schreibtisch? Schön. Dann drehen Sie Ihren Schreibtischstuhl in die entgegengesetzte Richtung. Versuchen Sie sich den Schreibtisch mit allem, was darauf liegt, genau vorzustellen und zeichnen oder malen Sie die Gegenstände dann in das Feld auf der nächsten Seite, und zwar genau da, wo sie liegen: hinten links die drei Aktenordner, hinten rechts der Stapel mit den Disketten, in der Mitte das Telefon, vorne rechts der rote Filzschreiber und so weiter. Versuchen Sie sich an möglichst viele Gegenstände zu erinnern und sie richtig zu platzieren. Drehen Sie Ihren Stuhl dann wieder herum und vergleichen Sie Ihre Zeichnung mit dem „Original“. Waren Sie mit Ihrer Trefferquote zufrieden?

Auch zum Erlernen einer Fremdsprache brauchen wir unser Langzeitgedächtnis. Die wichtigsten Vokabeln müssen jederzeit abrufbar sein! Da hilft nur eins: üben, üben, üben ...

Tragen Sie in dieses Feld alles ein, was auf Ihrem Schreibtisch liegt – und zwar genau in der richtigen Position. (Wenn Sie mit Bleistift schreiben, können Sie das Feld öfter verwenden. Wenn nicht, nehmen Sie beim nächsten Üben einfach ein leeres Blatt Papier.)

Diese Übung können Sie beliebig oft wiederholen, ohne dass ein Gewöhnungseffekt eintritt; denn wenn Sie nicht gerade zu jenen hoffnungslos ordnungsliebenden Leuten gehören, bei denen jeder Notizblock und jeder Kugelschreiber immer millimetergenau an derselben Stelle liegen muss, sieht Ihr Schreibtisch garantiert jeden Tag anders aus.

Das Gleiche können Sie natürlich auch mit anderen Tischen, Arbeits- oder Abstellflächen praktizieren, zum Beispiel mit Ihrer Küchenanrichte, dem Wohnzimmertisch oder der Glasplatte im Badezimmer, wo Parfüm, Duschgel und Rasierwasser stehen. Der Fantasie sind keine Grenzen gesetzt!

Versuchen Sie nun einmal, sich Ihren Heimweg vom Büro in allen Details zu vergegenwärtigen. Schreiben Sie die Geschäfte und sonstigen Gebäude, die auf Ihrem Weg liegen, der Reihe nach auf: Feinkostgeschäft, Gärtnerei, Tankstelle, Parkplatz, Arztpraxis ... Wenn Sie das nächste Mal nach Hause gehen, nehmen Sie den Zettel mit und kontrollieren Sie, ob Sie auch nichts vergessen haben.

Wir merken uns nur das, worauf wir uns konzentrieren. Versuchen Sie einmal, alles, was Sie zu erledigen haben – auch die einfachsten Dinge des täglichen Lebens –, bewusst und mit Aufmerksamkeit zu tun! Das ist gleichzeitig eine gute Schulung für das Wahrnehmungsvermögen.

Wie viele Regalreihen hat der Lebensmittelladen, in dem Sie immer einkaufen? Was für Artikel befinden sich in den einzelnen Regalen? Was für Pflanzen wachsen in dem Garten vor Ihrem Haus? Wo befinden sich Beete, wo stehen Bäume, wo sind die Rasenflächen?

Sie werden feststellen, dass Sie selbst Dinge, die Sie tagtäglich sehen, nicht hundertprozentig genau abrufen können. Das ist völlig normal. Sie können sich nicht daran erinnern, weil Ihnen diese Dinge nicht wichtig erschienen – weil Sie sich nicht darauf konzentriert haben. Üben Sie einfach immer weiter. Mit der Zeit wird Ihr Langzeitgedächtnis und Ihr Konzentrationsvermögen immer besser werden.

So trainieren Sie Wortschatz und Redegewandtheit

Sicher ist es Ihnen auch schon manchmal so gegangen: Sie wollen etwas sagen, aber das richtige Wort fällt Ihnen nicht ein. Oder Sie möchten einen bestimmten Sachverhalt erläutern, aber es gelingt Ihnen nicht, die Dinge so anschaulich darzustellen, wie Sie es gerne täten. Sie werden vom Chef oder von einem Kollegen angegriffen und wissen genau, dass man Sie ungerecht behandelt; aber in der ersten Schrecksekunde fallen Ihnen einfach nicht die passenden Worte ein, um Ihre Argumente überzeugend zu formulieren oder den Gegner mit einer schlagfertigen Antwort mundtot zu machen.

Auch Ihren Wortspeicher können Sie gezielt trainieren. Dadurch werden Sie schlagfertiger, redegewandter und reaktionsschneller. Bald wird es Ihnen garantiert nicht mehr passieren, dass Sie nach Worten suchen müssen – auch nicht in schwierigen Situationen.

Lektion 3: Aktivieren Sie Ihren Wortspeicher

Gerade für Menschen, die kein ausgesprochenes Sprachtalent haben, sondern eher mathematisch begabt sind, sind die beiden folgenden Übungen ein hervorragendes Training.

Haben Sie sich schon einmal überlegt, wie viele kurze Wörter sich aus einem langen Wort bilden lassen? Unzählige. Schon in dem relativ kurzen Wort „Urlaub" stecken sechs verschiedene Wörter: Laub, Raub, Bau, lau, blau, ab. Die einzige Spielregel, die Sie bei dieser Übung beachten müssen, lautet: Buchstaben, die im Ausgangswort nur einmal vorkommen, dürfen auch in dem Wort, das Sie bilden, nur ein einziges Mal vorhanden sein. Sie können also beispielsweise aus „Labor" nicht das Wort „Ball" bilden, weil in „Labor" nur ein „l" vorkommt.

Aus langen Wörtern kürzere zu bilden, macht Spaß und eignet sich auch als Wettspiel für die ganze Familie. („Wer findet innerhalb kürzester Zeit die meisten Wörter?") Der Wortschatz der Kinder wird dadurch erweitert.

Wetten, dass sich aus „Politiker" mindestens vierzehn andere Wörter bilden lassen? Sie haben fünf Minuten Zeit:

1. ....
2. ....
3. ....
4. ....
5. ....
6. ....
7. ....
8. ....
9. ....
10. ....
11. ....
12. ....
13. ....
14. ....

Die Lösung finden Sie auf der nächsten Seite.

Und nun erfahren Sie, was in einem Politiker so alles steckt:

1. Kerl
2. Pol
3. Pole
4. Lok
5. Tier
6. Tor
7. Polier
8. Pore
9. Lot
10. rot
11. Keil
12. Lori (eine Papageienart)
13. Tipi (ein Indianerzelt)
14. Kilt (Sie wissen schon: Das ist der Rock, unter dem die Schotten nichts anhaben)

Fallen Ihnen noch mehr ein?

Kleiner Tipp: Vergessen Sie die kleinen Wörter wie ich, du, er, sie, es, ein, dein usw. nicht! Sie zählen selbstverständlich auch als Wort.

Weiterüben können Sie mit folgenden Wörtern: Neufundländer, Brillenkaiman, Hosenträger, Hundezüchterverein, Klapperschlange. Oder erfinden Sie einfach selbst Wörter und machen Sie die Übung als Spiel gemeinsam mit Freunden oder in der Familie. Sie werden sehen: Es ist genau das Richtige für lange Winterabende – und im Frühjahr ist Ihr Gedächtnis wie neugeboren!

Das nächste Wortschatzspiel, das wir mit Ihnen üben möchten, heißt „Kalbsbrust“. Dabei müssen ebenfalls neue Wörter gebildet werden. Schreiben Sie ein Wort – zum Beispiel „Kalbsbrust“ – auf der linken Seite des Zettels von oben nach unten und auf der rechten Seite von unten nach oben hin. Dann füllen Sie die Lücken zwischen den Buchstaben mit neuen Wörtern.

K..T
A..S
L..U
B..R
S..B
B..S
R..B
U..L
S..A
T..K

Als Spielregel gilt: In die oberste Zeile dürfen Sie nicht einfach wieder „Kalbsbrust“ schreiben, sondern müssen ein neues Wort finden.

Sind Sie bei den Buchstabenkombinationen „U ...L“ und „S ... A“ ein wenig ins Stocken geraten? Keine Sorge – auch dafür gibt es Lösungsmöglichkeiten. Man muss nur eben nach etwas ungewöhnlicheren Wörtern suchen ... Notfalls sind auch geographische Namen und Eigennamen erlaubt.

Lösungsvorschläge für diese beiden „Kalbsbrüste“ finden Sie auf der nächsten Seite. Aber natürlich gibt es viele verschiedene Lösungsmöglichkeiten ...

Die nächste Kalbsbrust gefällig? Probieren Sie es doch einmal mit dieser hier:

M..R
A..E
N..G
A..A
G..N
E..A
R..M

Mögliche Lösungen stehen auf der nächsten Seite. Sie werden sehen: Es ist eigentlich gar nicht so schwierig. Erfinden Sie doch einfach weitere „Kalbsbrüste“ zum Üben, dann werden Sie die Suche nach Wörtern bald als Kinderspiel empfinden!

Und so könnte man den beiden „Kalbsbrüsten" zu Leibe rücken:

Kot
als
lau
Bär
Sieb
Bus
Raub
Urteil
Saga
Trick

Meer
Abendröte
Niedergang
Anna
gern
ebenda
Reim

Ganz ohne Logik geht es nicht ...

Auch logisches Denken kann man trainieren. Wenn Sie möchten, können Sie bei der Lösung der nun folgenden Logikaufgaben auch ein Blatt Papier zu Hilfe nehmen.

Hatten Sie auch schon hin und wieder das Gefühl, „auf dem Schlauch zu stehen"? Sie haben irgendetwas partout nicht kapiert, obwohl es eigentlich völlig logisch war oder obwohl Ihr Gesprächspartner dreimal mit wachsender Verzweiflung versuchte, es Ihnen zu erklären?

Dann werden die folgenden Logikaufgaben Ihnen sicherlich helfen, Ihre linke Gehirnhälfte – Sitz des rationalen, analytischen Verstandes – auf Vordermann zu bringen.

Lektion 4: Ein paar logische Knobeleien

1. Sie sind Besitzer eines Lebensmittelladens und der Großhändler hat Ihnen drei Kartons mit verschiedenem Inhalt geliefert. Auf dem einen steht „Apfelsinen", auf dem anderen „Zitronen", auf dem dritten „Apfelsinen und Zitronen". Aber Sie wurden telefonisch vorgewarnt, dass dem Personal beim Aufkleben der Etiketten ein kleiner Fehler unterlaufen ist: Alle drei Etiketten wurden vertauscht, sodass nun keine der Aufschriften mehr stimmt. Sie müssen die Etiketten jetzt richtig anbringen. Aber Sie dürfen dazu aus jedem Karton nur eine Frucht herausholen. Wie gehen Sie vor?

2. Ein Gärtner hat Zwiebeln von blauen und rosafarbenen Hyazinthen zusammen in einem Beutel aufbewahrt, und da die Zwiebeln alle gleich aussehen, kann er nicht erkennen, welche Hyazinthe in welcher Farbe blühen wird. Er muss sich also überraschen lassen. Aber er will die Zwiebeln in kleinen Gruppen zusammenpflanzen und möchte, dass an einer Stelle hinterher wenigstens zwei gleichfarbige Hyazinthen stehen. Wie viele Zwiebeln muss er mindestens an einer Stelle stecken, um das zu erreichen?

Vorsicht: Die Lösung der ersten drei Aufgaben ist viel einfacher, als Sie glauben!

3. Zwei Väter und zwei Söhne wollen anlässlich einer Familienfeier gemeinsam ins Theater gehen. Wie viele Theaterkarten brauchen sie mindestens?

4. Ein Mann ruft seinen Hausarzt an. „Meine Frau hat Halsschmerzen und hohes Fieber, und es geht ihr sehr schlecht. Es ist ein eitriger Belag auf den Mandeln zu sehen. Wahrscheinlich ist es eine Mandelentzündung.

Jetzt wird es schon ein bisschen schwieriger ...

Die Lösungen für all diese Knobeleien finden Sie am Ende dieses Kapitels. Aber Sie haben es gar nicht nötig, dort nachzugucken. Sie bekommen diese Logikaufgaben auch allein heraus!

Könnten Sie bitte kommen und nach ihr schauen?" – „Ausgeschlossen", sagt der Arzt. „Es kann keine Mandelentzündung sein. Ich weiß genau, dass Ihrer Frau schon vor fünf Jahren die Mandeln herausgenommen wurden." – „Aber ich täusche mich nicht", beharrt der Mann. „Wenn sie den Mund aufmacht, sehe ich den Eiter auf ihren Mandeln ganz genau!" Der Mann hat richtig gesehen. Aber auch der Arzt hat Recht. Wie kann das sein?

5. Sie haben einen Fünfliterkrug und einen Dreiliterkrug. Aber Ihr Mann muss auf sein Gewicht achten und darf deshalb nicht mehr als einen Liter Bier trinken. Wie können Sie mit den beiden Krügen aus einem großen Fass Bier ganz genau einen Liter abmessen?

Lektion 5: Gesetzmäßigkeiten erkennen – setzen Sie die folgenden Reihen logisch fort!

Nun folgen ein paar Zahlen- und Buchstabenreihen, die Sie fortsetzen müssen, indem Sie erkennen, welche logische Gesetzmäßigkeit dahinter steckt.

Erfinden Sie ruhig noch weitere Zahlen- und Buchstabenreihen und testen Sie damit Ihre Freunde und Kollegen!

2 3 5 7 ....
1 4 9 16 ....
A B D G K ....
A E I O ....

Ein bisschen Training für die rechte Gehirnhälfte

Den Forschungsarbeiten, die zwei amerikanische Wissenschaftler, Roger Sperry und Robert Ornstein, in den Sechziger- und Siebzigerjahren durchführten, haben wir

Das Gehirn

Linke Gehirnhälfte		Rechte Gehirnhälfte
Verstand logisches Denken Abstraktion	Verbindungsglied Corpus callosum (Austausch von Informationen)	Fantasie Emotionen Intuition Kreativität
Sprache, Denken in Worten		Denken in sinnlichen Wahrnehmungen, Bildern
Bewusstsein		Unbewusstes
Blick fürs Detail		Blick für das Ganze

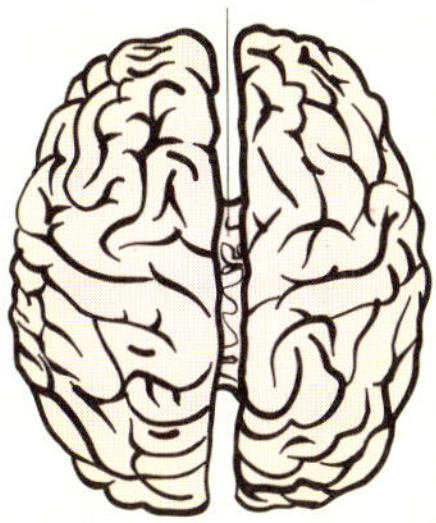

Eigentlich sollten rechte und linke Gehirnhälfte harmonisch zusammenarbeiten, denn sie ergänzen sich wunderbar. Doch in unserer vom rationalen, wissenschaftlichen Denken beherrschten Zeit wird die linke Gehirnhälfte überbewertet. Die rechte Hirnhemisphäre führt bei vielen Menschen nur ein Schattendasein.

es zu verdanken, dass wir inzwischen schon eine ganze Menge darüber wissen, wie das menschliche Gehirn funktioniert. Dr. Sperry führte Tests mit Epileptikern durch, bei denen man das Verbindungsglied zwischen rechter und linker Gehirnhälfte durchtrennt hatte, damit sich die epileptischen Anfälle nicht über das ganze Gehirn ausbreiten konnten. Bei diesen Patienten ließen sich die Funktionen der beiden Gehirnhälften erstmals getrennt voneinander untersuchen.

Durch seine Tests gelangte Sperry zu der Erkenntnis, dass rechte und linke Hirnhemisphäre ganz unterschiedliche Aufgaben erfüllen und sich auch in ihrer Arbeitsweise deutlich unterscheiden: Die linke Gehirnhälfte ist Sitz unseres logischen Verstandes und rationalen Denkens. Auch für die Sprache ist sie zuständig: Sie denkt in Worten und abstrakten Begriffen. Die rechte Gehirnhälfte dagegen ist die Domäne unserer Fantasie und Intuition und unserer Gefühle. Sie denkt in Bildern und sinnlichen Wahrnehmungen. Wenn wir also zum Beispiel eine Ma-

Intuition und Kreativität haben ihren Ursprung in der rechten Gehirnhälfte. Grund genug, sie endlich ein bisschen zu trainieren!

thematikaufgabe lösen, tun wir dies mit unserer linken Gehirnhälfte; bei kreativen Tätigkeiten – wenn wir ein Bild malen, musizieren oder wenn uns blitzartig eine ungewöhnliche, originelle Lösung für irgendein Problem einfällt – wird unsere rechte Gehirnhälfte aktiv.

Die beiden Hirnhälften sind über ein Netzwerk von Nervenfasern, das so genannte Corpus callosum, verbunden und kommunizieren miteinander. Das Problem ist nur, dass wir schon von Kindheit an darauf trainiert werden, bevorzugt unsere linke Gehirnhälfte einzusetzen. Die Errungenschaften von Wissenschaft und Technik, Hightech- und Computerzeitalter haben uns einseitig in die Richtung des linkshirnigen Denkens gedrängt. Schon in der Schule werden wir mit Faktenwissen, Jahreszahlen und allen möglichen logischen Gesetzmäßigkeiten vollgestopft; kreative Fächer wie Kunst und Musik nehmen nur eine Randposition ein. Und so führt die rechte Gehirnhälfte auch später im Erwachsenenalter bei vielen Menschen ein Schattendasein, obwohl die beiden Hirnhemisphären eigentlich gleichberechtigt zusammenarbeiten und einander ergänzen sollten.

Der erste Schritt besteht darin, die Zusammenarbeit zwischen den beiden Gehirnhälften zu verbessern.

Wir wollen nun dafür sorgen, dass das anders wird. Als Erstes müssen Sie üben, die Zusammenarbeit zwischen den beiden Hirnhälften zu verbessern.

Lektion 6: Koordination zwischen rechter und linker Gehirnhälfte

Es gibt verschiedene Bewegungsübungen, die die Koordination, das harmonische Zusammenspiel von rechter und linker Gehirnhälfte, fördern – Jonglieren zum Beispiel. Keine Angst: Wir verlangen jetzt nicht von Ihnen, dass Sie jonglieren lernen. Es gibt nämlich eine viel einfachere Übung, mit der Sie die Zusammenarbeit der beiden Hirnhemisphären fördern können.

Bei dieser Übung geht es darum, dass Sie mit der rechten Hand etwas ganz anderes tun müssen als mit der linken. Sie werden sehen: Das ist gar nicht so einfach! Legen Sie ein leeres Blatt Papier vor sich hin und nehmen Sie in jede Hand einen Bleistift. Malen Sie mit der rechten Hand einen Kreis auf das Papier und führen Sie diese Kreisbewegung immer weiter, sodass mit der Zeit ein Kreis aus vielen verschiedenen Linien auf dem Papier entsteht.

Beenden Sie Ihren Kreis nun, nehmen Sie den zweiten Bleistift in die linke Hand und malen Sie damit einen senkrechten Strich auf das Papier. Führen Sie auch diese Strichbewegung immer weiter – von oben nach unten und von unten nach oben –, sodass nach und nach ein immer dickerer Strich aus vielen Linien entsteht.

Und nun tun Sie beides gleichzeitig: Malen Sie mit der rechten Hand einen Kreis und mit der linken einen senkrechten Strich. Merken Sie, wie die beiden Figuren sich dadurch verändern – wie der Kreis etwas ovaler und die gerade Linie Ihres Strichs etwas unregelmäßiger wird? Keine Sorge – das ist völlig normal. Wichtig ist nur, dass Sie beide Bewegungen gleichzeitig ausführen – ungefähr 10 bis 30 Sekunden lang.

Sie können den Schwierigkeitsgrad dieser Übung steigern, indem Sie die Zeitdauer langsam von 10 auf 15, 20 oder 30 Sekunden erhöhen.

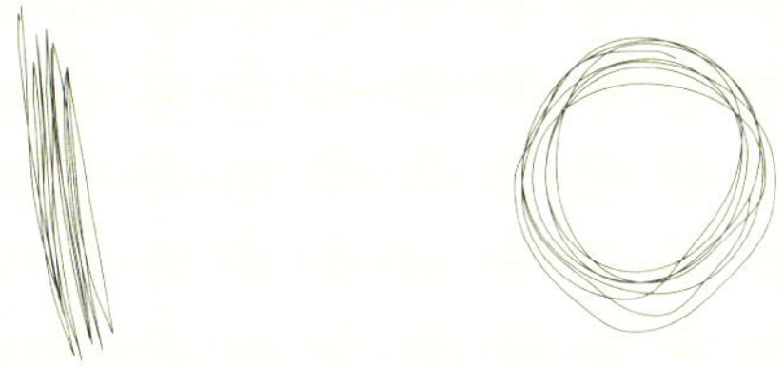

linke Hand rechte Hand

Es ist gar nicht so einfach, mit seinen beiden Händen völlig verschiedene Figuren zu zeichnen!

Machen Sie diese Übung jeden Tag. Sobald Sie das eine Zeitlang trainiert haben, können Sie die Aufgabenstellung variieren, indem Sie statt einer senkrechten beispielsweise eine waagerechte Linie zeichnen oder statt des Kreises eine Achterfigur.

Lektion 7: Kleines Kreativitätstraining für die rechte Gehirnhälfte

Bei der nächsten Aufgabe geht es darum, auf möglichst ungewöhnliche Ideen und Gedankenkombinationen zu kommen. Das ist ein gutes Training für Ihre rechte Gehirnhälfte – den Sitz Ihrer Kreativität!

Diese Übung können Sie auch als Wettspiel mit der ganzen Familie durchführen. Wer innerhalb einer vorher festgesetzten Zeit die meisten Ideen hat, ist Sieger!

Haben Sie sich auch schon einmal einen Knoten in Ihr Taschentuch gemacht, um etwas Bestimmtes nicht zu vergessen? (Nach Beendigung dieses Gedächtnistrainings-Kurses haben Sie das natürlich nicht mehr nötig.) Überlegen Sie sich noch fünf weitere Zwecke, für die man ein Taschentuch verwenden kann, außer um sich die Nase zu putzen. (Es dürfen ruhig auch völlig abwegige oder „verrückte" Ideen dabei sein. Bei einem Brainstorming liefern die verrücktesten Einfälle oft interessante Denkanstöße für neue, ungewöhnliche Problemlösungen!)

1. ....
2. ....
3. ....
4. ....
5. ....

Liedermacher Ulrich Roski hatte zu dem Thema eine geniale Idee: „Brauchst du 'n Muster auf der Butter, fahr mit dem Kamm rüber ..."

Anschließend üben Sie mit anderen Gegenständen weiter (Auto, Stuhl, Blumentopf, Eimer, Buch, Hundeleine, Kamm und so weiter).

Lektion 8: Brechen Sie aus Ihren gewohnten Denkbahnen aus!

In dieser Übung werden Sie die Basis erlernen, die allen Merktechniken zugrunde liegt. Es gibt ein ganz einfaches Prinzip, mit dessen Hilfe Sie sich alle möglichen Fakten und Informationen – Fremdwörter, Vokabeln, Namen und Gesichter, ja selbst lange Einkaufslisten und den Inhalt eines ganzen Vortrags – einprägen können: das Prinzip der Assoziation. Sie müssen nur möglichst ungewöhnliche, ausgefallene oder lustige Gedankenverbindungen zwischen den Gegenständen Ihrer Einkaufs- oder Erledigungsliste knüpfen und sich diese Assoziationen *bildhaft* vorstellen – dann werden Sie sich garantiert alles mühelos merken können.

Beginnen wir mit einer ganz kurzen Einkaufsliste, die nur aus drei Posten besteht:

Hundefutter – Tomaten – Teddybär

Der Trick besteht darin, aus diesen drei Gegenständen eine lustige Geschichte zu erfinden und sich diese so anschaulich vorzustellen, als laufe ein Film vor Ihrem inneren Auge ab. Zum Beispiel: Statt Ihrem Hund sein übliches Hundefutter zu geben, kochen Sie eine Tomatensoße und servieren dem Hund Spaghetti dazu. Natürlich kann der arme Vierbeiner mit den langen Nudeln nicht umgehen und verspritzt bei dem Versuch, sie zu verspeisen, die Tomatensoße in der ganzen Küche. Doch dann kommt der Teddy Ihrer kleinen Tochter hinzu und zeigt dem Hund, wie man Spaghetti ganz manierlich mit Löffel und Gabel isst. (Selbstverständlich können Sie auch eine beliebige andere Geschichte erfinden.)

So können Sie sich Ihre lustigen Assoziationen noch leichter merken:

- *Übertreiben Sie bei Ihren Fantasiebildern in Größe oder Zahl (z. B.: Statt eines Kamms sind es plötzlich 100 Kämme – oder Sie werden von einem Riesenkamm bedroht).*
- *Sehen Sie möglichst lebhafte, bewegte Bilder vor sich (z. B.: Die Kämme tanzen durchs Badezimmer).*

Machen Sie es sich zur Gewohnheit, sich Ihre Einkaufslisten oder alles, was Sie am nächsten Tag erledigen müssen, auf diese Art und Weise einzuprägen. Das ist ein gutes Training für Ihr Gehirn!

Erfinden Sie nun eine möglichst alberne Geschichte rund um die folgende Liste von Gegenständen:

Aktenkoffer – Oliven – Friseur – Blumenstrauß

Schreiben Sie Ihre Geschichte in ein paar kurzen Stichworten auf:

....
....
....
....
....
....
....
....
....
....
....
....
....
....
....
....
....

Wenn Sie diese Geschichte möglichst lebhaft – wie einen lustigen Film – vor sich sehen, werden Sie die vier Punkte garantiert im Gedächtnis behalten. Machen Sie gleich morgen beim Frühstück den Test: Versuchen Sie sich an die vier Punkte der Erledigungsliste zu erinnern, ohne ins Buch zu schauen. Dabei wird ganz automatisch wieder dieser „Film" vor Ihrem inneren Auge ablaufen.

Auf die gleiche Art kann man sich auch Namen und Gesichter oder Vokabeln einprägen. Ein paar Beispiele:

- Ihr neuer Kunde heißt Herr Knoll. Stellen Sie sich vor, dass er statt seiner Nase eine große, dicke Kartoffelknolle im Gesicht trägt. Wenn Sie dieses Bild deutlich vor sich sehen, werden Sie Namen und Gesicht von jetzt an automatisch miteinander assoziieren.
- Der Mann an der Bar heißt auf Englisch „bartender". Sie können sich dieses Wort partout nicht merken? Kein Problem: Stellen Sie sich vor, dass dieser Mann einen langen Bart hat und dass die Enden seines Barts (*bartender – Bartenden*) immer ins Bier hineinhängen, wenn er es seinen Gästen serviert. Dieses Bild werden Sie garantiert nicht so schnell wieder vergessen!

Nehmen Sie sich vor, sich künftig alle Namen, Vokabeln und Fremdwörter auf diese Weise einzuprägen. Sie werden sich dadurch nicht nur alles viel leichter merken können, sondern fördern ganz nebenbei auch noch Ihre Fantasie und Kreativität!

Diese Art von Gehirngymnastik ist gleichzeitig ein gutes Kreativitätstraining. Sie üben dadurch, Ihre gewohnten, eingefahrenen Denkbahnen zu verlassen und auf neue, originelle Ideen zu kommen – sicher auch für Ihr Berufsleben ein großer Vorteil!

Lösung der Logikaufgaben auf Seite 117 und 118

1. Nehmen Sie zuerst eine Frucht aus dem Karton mit der Aufschrift „Apfelsinen und Zitronen". Kleben Sie das Etikett mit der entsprechenden Frucht auf diesen Karton. Das Schild „Apfelsinen und Zitronen" gehört in jedem Fall auf einen anderen Karton, denn Sie wissen ja, dass es falsch platziert ist. Aber auf welchen Karton? Nicht auf den, von dem Sie gerade das Etikett entfernt haben, sondern auf den anderen, denn sonst würde ja der dritte Karton unverändert bleiben. Am Telefon hat man Ihnen aber gesagt, dass *alle* Etiketten falsch aufgeklebt sind.

2. Drei Zwiebeln.

3. Wenn Sie gesagt haben: „vier“, dann war das natürlich falsch. Denn es kann sich ja schließlich auch um Großvater, Vater und Sohn handeln. Dann ist der Vater gleichzeitig ein Sohn – nämlich der Sohn des Großvaters. Also sind es insgesamt nur drei Personen; und wenn danach gefragt wird, wie viele Theaterkarten sie *mindestens* brauchen, lautet die richtige Antwort: drei.

4. Wenn beide – Arzt und Anrufer – Recht haben, handelt es sich bei der Frau mit der eitrigen Mandelentzündung eben um eine andere als die, die vor fünf Jahren operiert wurde. Schließlich kann ein Mensch doch auch öfter als einmal heiraten!

5. Wenn Sie nicht wollen, dass Ihr Mann noch weiter zunimmt, müssen Sie sich schon etwas einfallen lassen: Füllen Sie zunächst den Dreiliterkrug mit Bier und gießen Sie dieses Bier dann in den Fünfliterkrug um. Dann gießen Sie den Dreiliterkrug noch ein zweites Mal voll mit Bier und füllen Sie den Fünfliterkrug damit auf. Was am Schluss in dem Dreiliterkrug noch übrig ist, weil es nicht mehr in den Fünfliterkrug hineinpasste, ist genau ein Liter!

Zahlen- und Buchstabenreihen:

2 3 5 7 11 13 17

(Bei dieser Zahlenreihe handelt es sich um die so genannten Primzahlen – das bedeutet Zahlen, die durch keine andere Zahl teilbar sind als durch eins und durch sich selber.

1 4 9 16 25 36 49

(1 x 1 = 1, 2 x 2 = 4, 3 x 3 = 9 usw.)

A B D G K P V

(Es werden jeweils erst 0, dann 1, 2, 3, 4 und 5 Buchstaben des Alphabets „übersprungen".)

A E I O U

(Es handelt sich um die Vokale oder Selbstlaute des Alphabets.)

Register